U0269478

陈允斌

著

二十四节气顺时养命食方

吃法决定活法

SPM 南方出版传媒

广东科技出版社 | 全国优秀出版社

·广州·

图书在版编目（CIP）数据

吃法决定活法 / 陈允斌著 . — 广州：广东科技出版社，
2019.7

ISBN 978-7-5359-7129-6

Ⅰ . ①吃… Ⅱ . ①陈… Ⅲ . ①食物养生 Ⅳ . ① R247.1

中国版本图书馆 CIP 数据核字（2019）第 113733 号

吃法决定活法
CHIFA JUEDING HUOFA

出 版 人：朱文清

监　　制：黄利　万夏

责任编辑：高玲　方敏

特约编辑：马松　刘长娥　朱彦沛

特约摄影：青简　林小木　李景军　鞠倚天

装帧设计：**紫图装帧**

责任校对：梁小帆　冯思婧

责任印制：彭海波

出版发行：广东科技出版社

　　　　　（广州市环市东路水荫路 11 号　邮政编码：510075）

http : //www.gdstp.com.cn

E-mail : gdkjyxb@gdstp.com.cn（营销）

E-mail : gdkjzbb@gdstp.com.cn（编务室）

印　　刷：北京世艺印刷有限公司

规　　格：710mm×1 000mm　1/16　印张 21.5　字数 450 千

版　　次：2019 年 7 月第 1 版

　　　　　2019 年 7 月第 1 次印刷

定　　价：59.90 元

拈指光阴，关心节序，养命有天助

人生活在天地之气中，就像鱼儿离不开水。水的变化关乎鱼儿的存亡。同样的，天地之气的变化关乎我们的性命。

一次在南方旅游，第一天艳阳高照，之后连续五天都下雨。天气预报说接下来还有雨。但我对旅友们说，明天会晴天，可以早起登山去。果然，那天早上，我们在山顶看到了很美的日出。

其实，我并不会预报天气，只是根据古人所说，天地之气每五天会有一次变化。这种变化在雨季可能表现为晴雨的交替，在旱季可能表现为刮风，在冬天可能表现为寒潮降温等。这些仅仅是天地间可见的变化，还有我们肉眼看不见的无形的变化，在悄悄影响我们的身体。所以，中医讲究随着天时变化来养生。"故阴阳四时者，万物之终始也，死生之本也。逆之则灾害生，从之则苛疾不起。"这是《黄帝内经》告诫我们的，四时阴阳之气是决定生死的根本。

古人认为，天地之间充满着阴阳之气。天气属阳，地气属阴，阴阳二气总是处在一个此消彼长的变动中。所以，每五天一个小的变化，称之为一"候"。每三候有一个转换，称之为一"气"，也就是现在我们所说的二十四节气。

人们把中国传统的农历称为"阴历"，其实不确切。中国文化讲究的是阴阳平衡，所以农历是阴阳合历，以太阴历定一个月的周期，以

太阳历定一年的周期。其中，二十四节气是根据太阳的运行位置来确定的。

《黄帝内经》中有一句箴言："阳气者，若天与日，失其所则折寿而不彰。"如果我们希望身体阳气充足，就要跟随太阳的步伐，关注节气的更替。

每一个节气的到来，都意味着天地之气的转换。所以，每个节气都是一个养生的节点。我们随着节气来调整日常生活和饮食，就能达到事半功倍的养生效果。

本书根据每个节气的养生重点，以家常便饭的形式，搭配相应的饮方和食方。这些方法来源于我的家族百年来坚持顺时而食的实践经验，家中几代人都有受益。

关于书中所涉及的古代天文历法，曾求问于中国天文考古学学科创始人冯时先生，在此深表谢意！

"天之所助，虽小必大；天之所违，虽成必败。"顺应天时地时生活，就会得到上天的眷顾。谨以此书献给尊重自然、关心节序的读者朋友，祝您万事顺时、健康长寿！

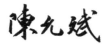

2014 年 12 月 8 日于北京

"顺时而食"的智慧

本书的写作历经三年的时间，在此过程中，我将其中的食方通过现场讲座、电视节目、微博、微信等形式分享了一部分出来，并收集了读者就制作方法、适合人群等提出的问题，在书中做了进一步的说明与解答。

承蒙读者对这些节气食方的喜爱，这套书稿出版多年后有机会增补再版。许多人每年坚持食用，并留言分享用后的感受和效果，部分留言也摘要附在了篇末，以便更多读者参考与借鉴。

回想十余年前刚开始分享本书所讲述的二十四节气饮食养生法时，很多人对于节气不太了解，更不知道其对于养生的意义。

现在，节气文化逐渐深入人心。而当时的老读者们，早已将节气养生变成了生活不可或缺的一部分，并积累了大量宝贵经验。

感谢他们的热心分享，使得此次再版除了增加大量食方制作的过程图片，还新增 24 期节气养生音频和 14 个制作视频，也得以增加不同体质人群对书中节气养生方法长期使用后的经验反馈，供新老读者参考借鉴。

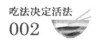

　　老版书上有部分食方采用的是冰糖。由于现在市面上的冰糖几乎为工业生产，已无老冰糖的药效（市场上宣称"老冰糖"的大多不真实），因此新版书中已将食方中的冰糖，根据配方的功效不同分别改为红糖、蜂蜜或其他，读者朋友们可以对比来看。

　　"顺时而食"是饮食养生的一个关键法门。本书是以二十四节气饮食为基本，逐一讲述每个节气的养生重点，以及相应的饮方和食方。读完本书，还有兴趣了解更多的读者朋友，可以参考《回家吃饭的智慧》（全 3 册，全新修订典藏版）中的"四季五味养生术"。对于季节性饮方有特别兴趣的朋友，可以参考《茶包小偏方，喝出大健康》（全 2 册，全新修订典藏版）一书，其中所有茶饮对于适合季节都有标注。

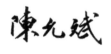

陈允斌

2019 年 5 月 1 日

春季　向一切阻挡生机的行为说不

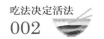

夏季　想不老，就要在夏天好好地"长"一"长"

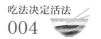

 秋季 该转身换一种活法了

冬季　养好"种子"，方能喜迎来年

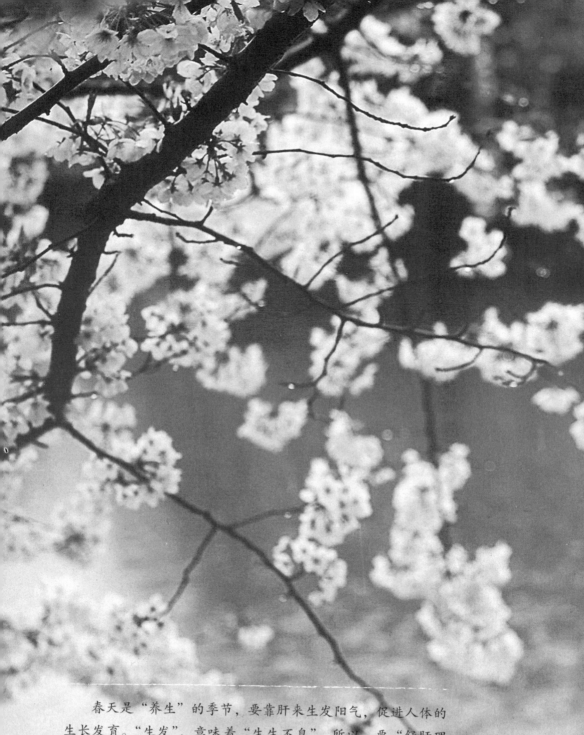

春天是"养生"的季节，要靠肝来生发阳气，促进人体的生长发育。"生发"，意味着"生生不息"。所以，要"舒肝理气"，不要补肝，而要健脾、补脾。饮食应以排毒、抗毒为主。宜少吃酸，多吃甘。

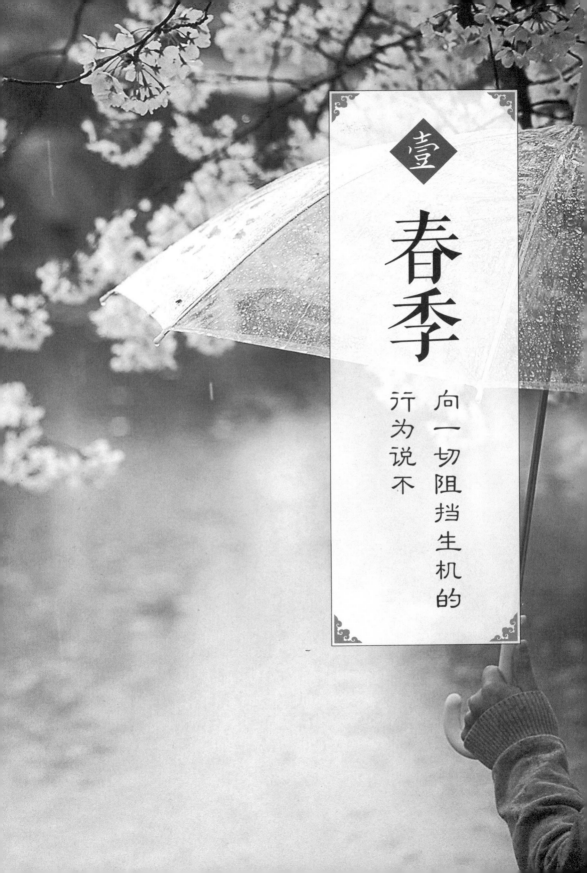

壹

春季

向一切阻挡生机的行为说不

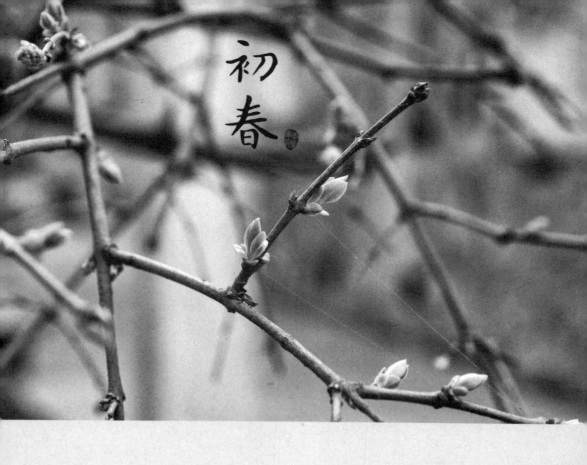

初春

养生重点：生发阳气

○初春：立春、雨水

节日：元宵节、情人节

时间：春天第一个月

1 春季养"生"最忌生气

中医用五行（木、火、土、金、水）来配五季（春、夏、长夏、秋、冬）和五脏（肝、心、脾、肺、肾）。在代表五行的物质中，水、火、金、土都是无机物。只有木是有机体，是有生命的，所以木代表春天的"生"。

凡是属木的东西，它就有生命力，有往上生长的特性。树木的枝条很柔软，很容易弯曲，但它的天性是喜欢舒展的，如果强迫它弯曲就长不好，所以属木的东西喜欢舒展，而害怕被压制。

在人的五脏六腑中，肝和胆组成肝系统，它们主宰人体的生机，所以也是属木的。就像树木的枝条一样，肝胆之气需要生长和舒发，如果受到压制就会生病。

春天来了，肝系统要做好两件大事：一个是"生发"，另一个是"升发"。

开春时，我们要"生发阳气"。阳气如何生发？要靠肝来生发，由肝气来启动五脏的阳气。若是肝气虚，阳气就不足，人会感到怕冷、四肢无力、情绪低落。立春后，肝气逐渐增强，我们当顺其自然，不要去干扰这个过程，让它充分激发人体的阳气，才能促进人体的生长发育。"生发"，意味着"生生不息"。

春天我们如何帮助肝脏生发人体的阳气呢？一要靠"吃"，二要靠"动"。动则生阳。春天江河解冻，草木生长，在水边和植物多的

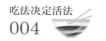
地方，阳气最足。我们可以多去这些地方活动，吸收自然界的阳气。

而"升发"，跟肝气的运行方向有关：肝气是往上升的。在人体内部，气是按照圆周来运行的，有升才有降。肝气升发，推动人体气的运行，气血才能畅通。

肝气升发要有度，不及则会气血郁滞，过度则会肝阳上亢。人的情绪对肝气影响很大，所以我们在春天要特别注意调整心情。

如果情绪压抑，闷闷不乐，肝气就难以升发而郁结于胸，引起气血的瘀滞，或是化为内火（此时就需要清肝火）。如果情绪急躁，生气暴怒，肝气就会升发过度，使人血压升高、面红耳赤、头晕眼花，甚至中风昏厥。所以春天养生的一大重点就是"舒肝理气"。

中医很早就观察到，肝病先传脾，肝气过旺会克制脾的功能。所以春季我们不要补肝，而是健脾、补脾。

2 春季要少吃酸，多吃甘

春天不是大补的季节，饮食应以排毒、抗毒为主。

春季饮食上养"生"的一个重点是：少吃酸味的东西。因为在五味中，酸味专入肝经，是补肝的。但春天偏偏不适合多吃酸味。为什么呢？因为春天我们不要补肝，而是"舒肝"。补肝就好比我们把一个房间的门窗都关上，这属于收敛，酸味就是收敛的。舒肝，就是我们把门窗打开，让里面的浊气排出去。这两者是完全不同的。

我们真正需要补肝的时候，是在秋冬季，为的是滋养肝血。而在春季，我们的身体需要的是舒肝、理气、排毒，必要的时候还需要"疏肝"，也就是疏通已经造成的阻塞。让肝气得以升发，同时把冬天潜伏在体内的病邪宣泄出去。如果补肝的话，肝气就无法舒发，无法排毒。所以除非是特殊治病需要，春季反而要少吃些酸的才好，以免收敛过度，把病邪关在了体内。

春天需要多吃的是甘味，因为肝气旺的时候容易伤脾，所以我们要用甘味来补脾。五谷杂粮全都带有甘味，特别是大米，所以春天可以多吃两碗饭。还有，很多蔬菜的根和茎也都是甘味的，比如莴笋。

肉类中，也有甘味的，比如猪、牛、羊、鸡、狗这五畜中，牛肉是甘味的。牛肉甘温入脾，可以健脾胃。还有鱼肉，凡是有鳞的鱼肉一般也是甘味的，比如鲤鱼和鲫鱼，都是健脾和胃的食物。

每个节气都有它的饮食重点，在后面的章节中会逐一说明。

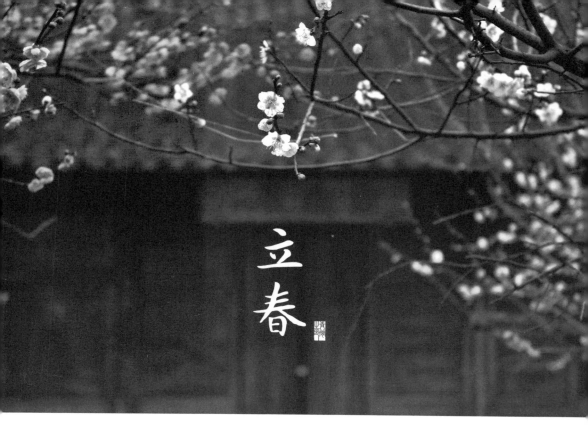

立春

立春节气音频

　　立春，是在每年公历的 2 月 4 日、5 日左右。此时，万事万物，包括各种各样的病毒也逐渐苏醒了。而冬天所受的风寒可能还残留在我们的体内，冬天吃的肥甘厚味又使我们的身体蓄积了内热。我们的身体是否有足够的抵抗力来防御呢？

　　立春时节，进补不宜，身体的首要任务是抗病毒。

③ "蓼芽蔬甲簇青红，盘箸纷纷笑语中"：立春时节，警惕病毒苏醒

二十四节气之始为立春，是在每年公历的 2 月 4 日、5 日左右，它标志着春天的到来。立春的"立"字，是开始的意思，也就是说，春天开始了。二月初，也许在北方的朋友还感觉不到多少春天的气息，冰雪未融，地还很冷，还没有长草，树也没有发芽。但这只是表面现象，天地之气已经在悄悄启动了。

你看二月的北方即使是下雪，也跟冬天的雪不一样，是春雪了，大片大片的雪花，水汽很足。而天晴时，阳光晒在身上就有暖意。所以一到立春，我们就要开始按照春天的规律来保养身体。

在这冬天刚结束，春天刚开始的时候，冬眠的动物逐渐苏醒。同样的，各种各样的病毒也复苏了。而我们的身体是否有足够的抵抗力来防御呢？我们在冬天所受的风寒可能还残留在体内，吃的肥甘厚味又使身体蓄积了内热。这个时候，进补是不合时宜的，我们的首要任务是抗病毒。

怎样抗病毒呢？老祖宗早就帮我们选好了该吃的食物。南宋陆游有一首立春写的诗说得最详细：

蓼芽蔬甲簇青红，盘箸纷纷笑语中。

一饼不分空恨望，暮年知有几春风？

这里面讲了古人立春要吃的两样东西：一种是春饼，另一种是春盘。

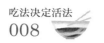

4 立春时节的食方：春饼、春盘

一、立春吃春饼有什么好处

吃春饼有什么好处呢？春饼里包的都是适合春天吃的菜，比如绿豆芽、韭菜等，把它们放到春饼里面卷在一起来吃，为的是补充人体的生发之气。豆芽是发芽的东西，而在春天，凡是发芽的东西，都能好好提升我们身体的生发之气。

为什么春饼不用黄豆芽，而用绿豆芽呢？因为绿豆芽排肝毒的效果好。绿豆芽是清热解毒的好东西，又没有绿豆那么寒凉，正适合初春天气尚未暖和的时候来吃。

二、立春吃"春盘"有什么好处

春饼大家现在还在吃，而春盘很多人就不懂是什么东西了。

春盘，其实就是一盘子青菜——春天新长出来的各种蔬菜，而且必须是辛味的，能帮我们排毒抗毒。

辛味的作用是发散。因为经过一个冬天，我们的五脏内积存了许多浊气，需要借助辛味来排出去，而辛味同时又能提升人体阳气，防止春困，帮助我们精神抖擞地迎接春天。

春盘中，古人最初是放**蒜苗、薤头叶子、韭菜、油菜薹、香菜**这五种辛味菜，所以又叫五辛盘。后来变化出各种不同的搭配，还要放上春饼，用来卷菜吃，再配上青萝卜来消食，就称为春盘了。

不论怎么搭配，春盘讲究的是要选择带有辛香味道的绿色蔬菜。我们现在配春盘，除了上面说的五种，还可以选择**芹菜、荠菜、萝卜缨**。

如果你想要在立春这天，学古人食用五辛盘，我推荐的搭配是：**芹菜、韭菜、香菜、荠菜、萝卜缨**。它们对于我们初春养生，既有共同的作用——排毒抗毒，又各有所长——**芹菜去风气，韭菜行血气，香菜通阳气，荠菜利肝气，萝卜缨消食气**。

初春养生，讲究的就是一个"气"。冬天养生重在封藏，到了初春，我们就要打开自己，就像把窗户打开透气，让气血通畅地流动，祛除浊气，生发阳气。人体气血通和，自然百病不生。

荠菜是野菜，市场上不多见（可以通过网络订购）。如果买不到荠菜又想配齐五种蔬菜，就加一个油菜薹或者蒜苗。油菜薹也能利肝气。而北方的朋友，如果你住的地方在立春后还比较冷，还会有下雪的天气，用蒜苗就挺合适。蒜苗有醒脾气的作用，也就是激发身体的运化功能。

五辛盘不只是立春这天吃，最好是整个立春节气都吃，连吃一两个星期。不一定每天都要把五种蔬菜配齐，有什么吃什么。这些辛味蔬菜很适合春天保健，味道又都鲜美。其中，荠菜、韭菜在本书后面的章节还会专门讲到。

读者评论

乐逍遥：吃了以后身体感觉很舒服，开始几天喝完 1 小时左右就要去洗手间，比以前顺畅，量大了，排完以后身心舒畅。

leiqin163（雷琴）：最近用过春盘，感觉通肠排毒挺有效的，

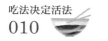

同老公两人连吃了好几天。

FF：立春后按着老师春盘中的蔬菜吃，心情好，胃口好，芹菜根吃了以后下巴痘痘不长了。以前下巴一个痘痘能长1个月下不去。

月半月半：春季的春盘，吃完真的一身轻松，还不容易感冒。

杨爱莲：因过年吃了肥甘厚味的东西，总有感觉腹胀、腹痛，昨天吃了七菜羹，肠胃很舒服，没有胀痛的感觉。跟着老师的食方养生好幸福！

允斌解惑

问：陈老师，我在新疆，吃春盘也适用吗？我们这里还冰天雪地呢？

允斌答：适用。北京三月有时还下雪呢，但节令已变了，再下也是春雪。

问：全都凉拌吗？

允斌答：卷春饼也可以。韭菜要焯过。

问：整个春天都可以吃吗？

允斌答：整个春天都可以，只是立春一周内吃才能达到初春排毒抗病的最好效果！

SoSo "燕儿问：可以用五辛盘的五种菜下火锅吃吗，陈老师？

允斌答：是个好主意。

5 吃对芹菜，血压、血糖一起降，还帮肾脏排湿毒

芹菜是一种不怕冷的蔬菜，天太热了反而长不好。我们在初春吃到的芹菜，是头一年秋天就种下的，是四季芹菜中生长期最长的一茬，因而药性也相对最好。

我们常吃的芹菜有三种：西芹、旱芹（药芹、土芹菜）、水芹（香芹）。配春盘用的是旱芹。

西芹虽然吃起来脆嫩，但保健功效比旱芹和水芹就差多了。旱芹，也就是市场上普通常见的那种芹菜，它的药性最强。人们常说芹菜降血压，其实旱芹降血压的效果才好，水芹是偏于降血糖的。水芹主入肺经，可以调理咳嗽。旱芹主入肝经，在春天吃帮助肝脏排毒，又能降血压。

春天是有高血压的朋友要特别注意的季节，特别是肝阳上亢型高血压。这是一种常见的类型。这类人群脸色常涨得红红的，脾气比较急。春天阳气一生发，血压更容易升高，人会头晕难受。建议平时有这种困扰的朋友开春多吃旱芹。

吃旱芹要吃叶子，其降血压的效果好。鲜嫩的芹菜叶，可以不用下锅，洗干净垫在汤碗里，把刚烧开的汤倒进去，一烫就熟了，整碗汤都是芹菜的香味。做鱼的时候也同样，嫩芹菜叶垫在碗底，然后把做好的鱼连同鱼汁儿一起浇上去，那整碗鱼也非常的香，一点腥味儿都没有。

芹菜药性最强的部分除了叶子，就是根部和靠近根部的老秆。根部和老秆能帮助我们的肾脏排湿毒。

芹菜根可以选鲜嫩的，用盐腌十几分钟，然后凉拌吃。老秆怎么吃呢？切碎了炒酸豆角，或者炒肉末，都很有味道。

允斌解惑

向日葵：谢谢老师，爱您哦！想问下我们南方自己种的芹菜，根上面有很多须须，那个也要留下来泡茶的吗？

允斌答：是的，那个很好。

6 吃对香菜：强壮心肺，专门"醒"脾

早春吃香菜（又称为芫荽），有两样特别的功效：

第一个是暖心——提高心肺系统的抗病能力

香菜是心脏的保健菜。我家有个预防心血管病的小偏方，就是用的香菜（参见《回家吃饭的智慧》里的"香菜炒鹅蛋预防中风"）。这是一个四季都可以用的偏方，坚持每个月吃两三次，可以预防老年脑卒中。特别是心阳虚的人，经常感觉胸闷、心悸的人，可以多吃。

除此之外，在早春吃香菜，对心脏有什么特别的好处呢？一是可以提升心胸的阳气；二是可以帮助心肺抵抗病毒；三是可以调理冬天留下的感冒后遗症。

冬天风寒感冒后，很多人会持续咳嗽一段时间，呼吸道的炎症没有好，感觉总有痰，晚上睡不安稳，有胸闷的感觉，甚至睡觉时心脏咚咚跳把自己吓醒。这是在心肺系统有积液和积痰的表现，时间长了，会影响心肺功能，严重的甚至会引起肺心病，即肺的问题引发的心脏病。因此，感冒痊愈后若是痰多咳嗽，要适当吃些香菜来调理。

第二个是"醒"脾——激发脾的功能

在早春吃香菜，还有一个目的：激发脾的功能。

脾就像人体的后勤部，我们消化吸收之后的营养，要怎样分配到全身各处？这是脾的工作。如果脾的工作做得不好，我们全身营养供应和代谢就不均衡，比如皮肤很干，而体内却湿气重，或者是该丰满的地方没有肉，而不该胖的地方却赘肉横生。

香菜有醒脾的功效。这个"醒"字，古人用得很妙。很多人的脾胃一直都处于昏睡状态，而香菜可以说是闹铃，就像是安了一个开关，瞬间激活脾的功能。举个例子，牛羊肉是很难消化的肉，所以我们吃之前，一般会在这上面撒一点香菜末。当我们一闻到香菜的香味，就有胃口大开的感觉，这个香味就是在提醒我们的脾胃：你要开足马力工作了，因为我要吃硬菜了。

怎样吃香菜才能达到上面说的暖心、醒脾的效果呢？光是把香菜当调料吃是不够的，要把它当主菜来吃，并且要吃生的。

选一把早春新上市的香菜，三寸多长那种，短短的。这种香菜很嫩，可以连根一起吃，对抗心肺病毒的作用才好。在盆里加点面粉，好好地泡洗一下，洗干净根上的泥。沥干水分，放盘子里。不需要焯熟，我们要吃生的香菜，而且是现拌现吃。

现在调一个三油汁：酱油、香油、花椒油混合在一起，加少许糖，再放少许凉开水调稀一点。这就是生拌香菜的蘸料了。

吃的时候将香菜在蘸料里蘸一下马上吃，这样香菜里的鲜嫩汁液不会流失，抗病毒的效果更好。

哪些人不适合吃香菜

（1）胃热重、爱出汗，出汗后有浓重体味的人少吃香菜。

（2）香菜是发物，对其过敏的人不要吃。

（3）刚刚做完手术的人不要吃香菜，避免形成瘢痕增生。

哪些人适合吃香菜

（1）消化不良，特别是肉食积滞的人。

（2）寒性体质，特别是胃怕寒的人。

（3）胃寒、胃痛的人。

（4）咳嗽痰多、痰色白的人。

允斌解惑

难忘今生问：老师，我有乳腺增生、包块，能不能吃香菜？有些人说香菜是发物，急盼老师回复，谢谢老师！

允斌答：可以吃的。

7 萝卜缨是 "天然钙片"

萝卜缨是萝卜的茎和叶。它既具有萝卜的功效，又有两点不同：

（1）萝卜缨是 "天然钙片"，每 100 克含有 150~350 毫克的钙。它的含钙量在蔬菜中名列前茅，也超过了牛奶和黄豆。

（2）萝卜是凉性的，萝卜缨是温性的。这使萝卜缨在绿叶蔬菜中显得十分可贵——因为温性的绿叶蔬菜原本就不多，温性又不上火的蔬菜更难得，而且它还有降血压的功效。

为什么我特别强调立春要吃萝卜缨呢？早春萝卜缨的特点用一句话来形容，就是秉冬气而得春阳。萝卜的根部，在冬天的时候积攒了能量，这是得自于冬气。春天的阳光一来，萝卜就长出叶子来，这是得春阳。所以，早春的萝卜缨是一种很有能量的食物，阴阳并济。中医用萝卜缨入药，也讲究要采摘早春的萝卜缨。

开春要抗病毒，萝卜缨能帮我们对抗呼吸系统的病毒，还能化解肠胃的浊气。立春前后通常是春节和寒假假期，大家吃得比较丰盛，肠胃容易积滞。再加上天气一冷一热的，容易引发感冒咳嗽，特别是家里的小孩子。对付初春这类的感冒咳嗽，吃点萝卜缨效果很好。

春天来了，我们还要把脾胃功能给打开。前面我们说了用香菜来醒脾，现在再说说用萝卜缨来开胃。萝卜缨可以开胃消食，积食、肚子胀、经常反酸、打嗝、拉肚子的人，吃了都有好处。

专治感冒后胃口不开的食方：炝炒萝卜缨

买来的白萝卜有时会带着老萝卜缨，就是一把粗粗的绿秆。这种老秆可以切碎，用盐腌10分钟，锅里放少许油，把两三个切碎的干辣椒和花椒放进去炝一下锅，然后放切碎的萝卜缨进去，快速翻炒2分钟起锅，就是一道美味的佐餐小菜。它能发散风寒，感冒后如果感觉前额痛、胃口不开，吃这个就有效果。

专治伤食咳嗽的食方：凉拌萝卜缨

有一种樱桃小萝卜，是带着长长的缨子来卖的。这个缨子就是叶子，有些朋友觉得这叶子吃起来口感比较粗，就把下面的小萝卜蘸酱吃了，叶子就揪下来扔了，很可惜。萝卜虽好，却偏凉性。所以老天爷让萝卜缨长成温性的来平衡。吃萝卜不吃缨，就放弃了一半的营养。

如果觉得萝卜叶子生吃不大好吃，可以在开水锅里快速焯一下，然后切点姜末，加点糖、醋、盐一拌，味道就好多了。

这道菜还有化痰止咳的功效，特别是对年轻人和小孩子的伤食咳嗽效果很好。年轻人暴饮暴食后，一着凉很容易感冒咳嗽，这种咳嗽一到晚上就加重，感觉痰多，就可以吃这道菜，多加点姜末，效果更好。

延伸阅读：家里发萝卜缨的方法

买不到萝卜缨怎么办呢？可以自己发萝卜缨来吃，方法特别简单。

（1）花盆种萝卜苗

初春的时候，老话讲是青黄不接的季节，秋冬储存的蔬菜吃完了，市场卖的多是大棚菜，真正地里长的应季菜不多。不妨自己在家种些萝卜苗来吃。

在花盆里撒一把萝卜籽（花卉市场或种子商店有售），浇透水，待长出小苗后，就吃上面这个苗。萝卜籽撒到土里就能长，生命力非常强的。这种小苗降血压的作用比大叶子还好。

（2）清水发萝卜缨

吃萝卜的时候，把萝卜头的部分切下来。切口朝下，放在盘子里，倒入少量清水。隔一两天加一次水，保持盘子里始终有一点水的状态。几天后萝卜顶部就会发出新芽了。很快叶子就会长起来，就可以吃了。如果叶子长老了，就会抽薹开花。萝卜花有白色的，也有紫色的，很素淡，当作盆景欣赏倒也有些山林野趣呢。

允斌解惑

缘缘问：要吃多久？

允斌答：可以吃一个月。

8 情人节的爱心饮方：玫瑰柠檬茶包

　　每年的 2 月 14 日是西方的圣瓦伦丁节，中文翻译成情人节，让人误会只有情侣才过这个节。其实，我觉得把它称为"爱心节"更为合适。情人节是人人都可以过的节日，它是迎接春天的庆典，也是爱的祝福。

　　情人节的起源很久远。两千多年前，古罗马人在每年 2 月举行盛大的典礼，来庆祝牧神节，表示对农牧之神和婚姻之神的尊敬。欧洲传说，每年的 2 月 14 日，雀鸟会开始求偶。所以人们认为这一天是春天万物初生的好日子，代表着生命的开始。

　　在加拿大，我看到在情人节这一天，最热闹的地方是学校。孩子们带来缤纷的鲜花和礼物，赠送给自己的老师。这是多好的教育：爱的第一步，就是懂得感恩。

　　圣经《哥林多前书》第十三章有一段关于"爱"的经典论述，一直被人们传诵：

　　"爱是恒久忍耐，又有恩慈。爱是不嫉妒。爱是不自夸，不张狂，不做害羞的事。不求自己的益处，不轻易发怒，不计算人的恶，不喜欢不义，只喜欢真理。凡事包容，凡事相信，凡事盼望，凡事忍耐。爱是永不止息。"

　　在花的语言里，玫瑰象征幸福的爱，柠檬象征忠诚的爱。情人节这个特殊的日子，我们就用芳香的玫瑰和柠檬来配制一个爱心小茶包礼盒，送给自己爱的人。

爱心食方

原料：干玫瑰花 120 朵、干柠檬片 30 片、红糖 20 小块。

做法：

① 把这 3 种原料分成 10 份，每份装入一个茶包袋（茶艺市场或网络上有售），或者用细纱布自制小袋。

② 把装好的茶包放进一个漂亮的盒子里，系上彩色丝带装饰。

③ 别忘了附上一份手写的祝福卡，并写上茶包的功效说明。

饮用方法：每次取 1 袋，沸水冲泡，焖制 5 分钟当茶饮，可以冲泡 3 遍。

功效：愉悦身心，减轻压力，美白淡斑，消除口气。

这是一款适合春夏季保健的花草茶，不论男女，都可以常喝。玫瑰是春季养生必饮的花茶，它既养肝又养脾，能舒肝理气、缓解忧郁，又能活血养血。干柠檬片也是理气的，能健胃、缓解胃痛。

人们往往以为花草茶是女性的专利。其实这茶也很适合男性，特别是对工作压力大，或是血脂高、脂肪肝的朋友有很好的保健作用。

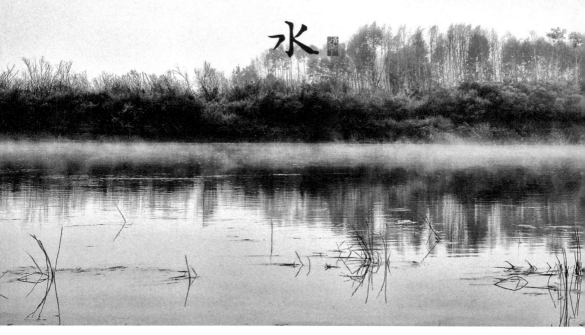

雨水

雨水节气音频

　　雨水，一般是在 2 月 18 日或 19 日。从此开始，北方的冷空气与南方来的暖风展开拉锯战，常有寒潮汹汹，正所谓"春寒料峭"。

　　雨水时节，要捂下不捂上，想法给下半身补充阳气。

9 "夜雨剪春韭，新炊间黄粱"： 雨水时节，小心春寒料峭

雨水节气一般是从 2 月 18 日或 19 日开始。这个节气属于"中气"，长度是 15 天。雨水的"雨"字，在这里不是名词而是动词，是"下雨"的意思。"雨"水，就是说从这个节气开始，天上下的不是雪，而是水（雨水）了。

北方人都知道，下雪不冷化雪冷。为什么？雪融化时会吸收热量。雨水节气，冰雪消融，北方的冷空气与南方来的暖风展开拉锯战，常常会有寒潮，这就是人们所形容的"春寒料峭"。

"春捂"应该"捂下不捂上"

这个时节要谨记老人们"春捂秋冻"的叮嘱。"春捂"应该怎么捂呢？我给总结了五个字："捂下不捂上"。

2 月下旬气温时高时低，当晴天升温时，还穿个厚棉袄捂出一身汗是不合时宜的，觉得热了可以脱掉外套，但是下半身不着急减，因为这时土地还没有晒热。

"春寒料峭"时，要请韭菜给"下半身"增加阳气

为了防御地气的寒凉，此时我们可以吃一样专门温暖下半身，能够给人体下焦的肾系增加阳气的蔬菜——韭菜。

在民间，韭菜有一个别名叫壮阳草，因为它可以补肾阳。这个肾阳让很多人误解了，把它的作用理解为仅仅针对生殖功能方面，这个范围就太窄了。甚至有人由此产生了小孩能不能吃韭菜的疑虑，更是一场误会。

其实肾阳是我们全身阳气的源头，男女老少都需要，因此韭菜不仅仅是男性独享的，而是对全家人都有好处。韭菜能补肾阳又能通气血，属于蔬菜中的"补药"。

什么时候吃韭菜最补呢？就是在初春的时候。因为韭菜是宿根植物，可以长很多年。冬天营养回流根部，在北方的冻土里深埋一冬，一开春就顶着残雪长出苗来。头一茬韭菜在越冬时得到了地气的充分滋养，初春时又最早受到天气的温煦，所以特别补人，还不容易上火。

古人把韭菜称为"百菜之王"，特别强调"春三月食之，苛疾不昌，筋骨益强"，认为春天多吃韭菜，使人百病不生，筋骨强健，还可以祛除面部的皱纹，使人心情开朗，目光炯炯有神。

在南北朝时期，有一位名士叫周颙（yóng）。《南齐书》专门为他立传，说他"音辞辩丽，出言不穷，宫商朱紫，发口成句。泛涉百家，长于佛理"。 这位博学多才的先生身居高位，却清心寡欲，住在山中，整天吃蔬菜。有一次，太子问他："菜食何味最佳？"他毫不犹豫地回答："春初早韭，秋末晚菘。"就是说初春的第一茬韭菜，晚秋最后收获的白菜是最好吃的菜。这句对答一时传为佳话，引得后世的文人雅士纷纷效仿。

周颙真是懂得欣赏蔬菜之味的人。早春的韭菜不仅补人，还特别鲜嫩。夏天长的韭菜就不值钱了。"夏韭臭死狗"，味道既不好，还特别热性，热毒重，所以会吃菜的人是不吃夏韭的。而讲究养生的人，过了清明以后吃韭菜就很慎重了。

杜甫的诗《赠卫八处士》里有一句名句："夜雨剪春韭，新炊间黄梁。"这首诗写他登门寻访 20 年不见的老友，老友设家宴款待。烛光中，两个经历战乱，鬓发早白的中年人举杯痛饮，感慨着难得的相聚时光。一盘碧绿的春韭，配着黄白相间的黄粱米饭，隔了千年读起来依然感觉唇齿生香。

10 雨水时节的食方：凉拌青韭芽

春天第一场雨下来以后，韭菜长得水灵灵的，又香又嫩。这头茬的新韭水分很足，做馅儿可惜了，最好直接吃，水分不流失，营养才能保全。

怎么吃呢？不要复杂的烹调，也不要过多的配料，简单的做法才能凸显春韭的真味。要是拿来炒肉就辜负了它的清香，只有新发的绿豆芽适合与之相配。

初春吃韭菜，加少许绿豆芽，还可以防上火。我们就取这两样，来做一道适合雨水节气的时令菜。这道菜少油少盐，清爽、鲜嫩，就像春天雨水的味道。

一、凉拌青韭芽的做法

原料：嫩韭菜、绿豆芽、白芝麻。

调料：生姜、芝麻油、盐、糖、米醋。

做法：

① 白芝麻放炒锅里用小火稍炒一下，炒出香味就起锅，用擀面杖擀碎。

② 生姜连皮一起切碎末。

③ 用少许盐、糖、米醋、芝麻油拌成调味汁。

④ 韭菜洗干净，不要切。

⑤ 锅里多加些水烧开，把调好的调味汁倒1/3进去（留2/3备用），保持大火，放入韭菜快速地焯烫一下，马上捞出来，用凉水冲淋一遍。

⑥ 将焯好的韭菜切成1寸长的段。

⑦ 把豆芽放锅里焯熟，大约1分钟，捞出过一下凉水。

⑧ 把韭菜和豆芽放在碗里，倒入姜末和调味汁，拌匀。

⑨ 准备一个小碗和一个盘子，将拌好的韭菜和豆芽放进小碗里，压实，然后倒扣在盘中，撒上芝麻碎。

功效：通气血，消除疲劳，清肠排毒。

焯韭菜的时候，水里放入少许油、盐、醋、糖调和的调味汁，能使韭菜保持脆嫩的口感，颜色保持碧绿，也能避免营养素损失。

二、什么样的人不要多吃韭菜

（1）春天的早韭比较适合多数人吃。稍晚一点的韭菜，就比较发了，容易使人发老病。还有的人吃了会胃灼热，特别是胃热重的人。

（2）晚上睡觉感觉手脚心很热的人，不要多吃韭菜。

（3）发高烧后10天内不要吃韭菜，吃了会感觉疲倦。

（4）吃东西腹胀反酸、口气重的人不要吃。

（5）眼睛发红的时候不要吃。

（6）皮肤长痘痘的时候，如果在红肿期不要吃，吃了以后皮肤更痛。

三、怎么挑选好的春韭

有一段时间在河南录养生电视节目时，常来的嘉宾中有一位贤惠的家庭主妇魏阿姨。她是个有心人，经常在菜市场买菜，总结出不少经验。下面就是她说的挑韭菜窍门，供大家参考。

（1）看韭菜根

根部非常平齐的，这就是新鲜的韭菜。根部长出来了一截儿，就是我们平常说的吐舌头，那它就不新鲜。为什么会吐舌头呢？因为韭菜在割完以后，还要继续生长。在生长的过程中，由于中间的嫩叶子长得快，外面的老叶子长得慢，所以就出现了吐舌头的现象，这是不新鲜的韭菜。

（2）看韭菜的叶子

除了不带烂叶、黄叶、干叶以外，还要看叶子用手拿起后是否耷拉下来了，耷拉下来的就不新鲜。

（3）哪一种韭菜好吃呢

叶子是宽宽的、平平的、厚厚的胖韭菜不好吃，因为它的韭菜味儿不浓。而叶子细细的、长长的，而且叶子顶端细尖细尖的，它的口味非常的好。如果用这样的韭菜做馅儿包饺子，我保证你咬一口，满口留香，满屋飘香！

读者评论

Double：春天的凉拌青韭芽，越吃越想吃，吃了没多久感觉精神了不少。

小芳芳：自从生了二胎之后，身体的毛病一堆，最明显的是晚上睡觉时腰经常痛，自从春天吃了凉拌青韭芽之后，腰很少痛了，真是神奇。而且按陈老师的方法自发豆芽，那个香啊。

温暖：韭菜、绿豆芽凉拌比炒着好吃，更爽口。雨水时节后，每周吃一两次。

允斌解惑

一问：陈老师，这道菜小孩子能吃吗？

允斌答：可以的。

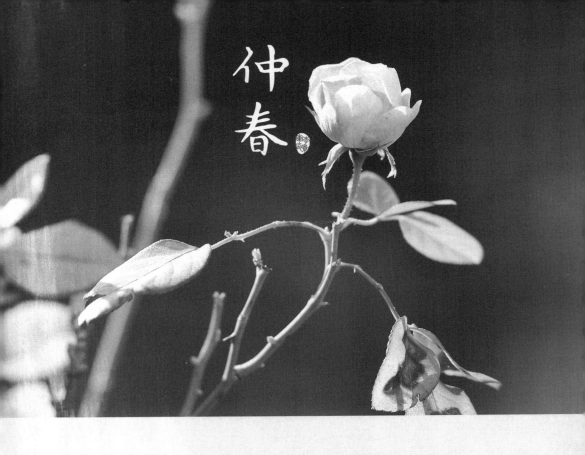

仲春

○仲春：惊蛰、春分

节日：寒食节

时间：春天第二个月

养生重点：舒肝健脾

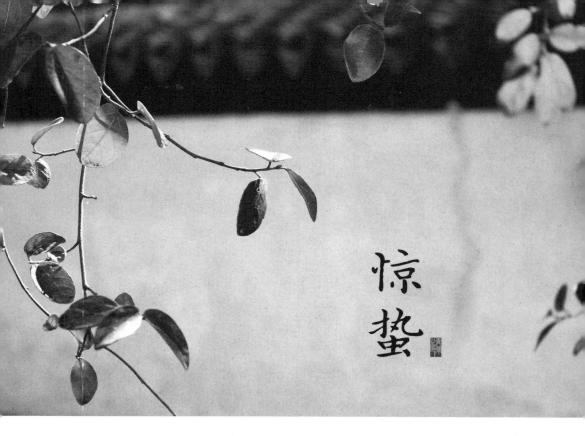

惊蛰

惊蛰节气音频

　　惊蛰，每年的3月5日或6日交惊蛰节气。此时冬天蛰伏的动物和虫子都出洞了，病毒也开始活跃起来。风热感冒、发烧、咳嗽等流行病在这个时节更是很容易找上我们。

　　惊蛰时节，要善吃萝卜、黄豆等物来提高身体的抵抗力。

11 "一鼓轻雷惊蛰后，细筛微雨落梅天"：惊蛰时节，病毒活跃

"一鼓轻雷惊蛰后，细筛微雨落梅天。"我很喜欢宋人的这两句诗。古人写惊蛰，必写雷。雷为云与云之间阴阳电荷摩擦所产生。当地气开始回暖，地表的水蒸气大量蒸发，形成很多的云，于是"雷始鸣"。古人听到春雷就知道，地气活了，要开始忙春耕农事了。

每年的 3 月 5 日或 6 日交惊蛰节气，开始春天的第二个月。此时，冬天蛰伏的动物和虫子都出洞了。我们也不应该窝在家里，该多出门活动活动。动则生阳，春天一定要多运动，才能更好地振奋身体的阳气。

惊蛰时，病毒也开始活跃起来。近几年让大家闻之色变的禽流感，都是在此季集中爆发。风热感冒、发烧、咳嗽在这个时节更是很容易找上我们，特别是人群密集的办公室和学校。

12 为什么吃生白萝卜不要去皮

一、生吃萝卜抗呼吸道病毒

如果发现自己或家里的老人、孩子开始轻微干咳，不要掉以轻

心，马上吃几片生的白萝卜。最好是细细地嚼碎了，慢慢地咽下去。没有白萝卜，也可以用青萝卜、红萝卜或是心里美萝卜，但不要用胡萝卜。生吃萝卜可以刺激人体产生"干扰素"，对抗呼吸道病毒很有效。记得一感觉到有干咳的症状要立即吃，不要耽误。

小时候家里吃萝卜的时候，爸爸总爱说上一句：萝卜上了市，医生没了事。萝卜要是吃好了，比药还灵。但要吃对它，有两个关键。

二、吃萝卜要吃皮

萝卜的好处，一半在皮上。有些朋友觉得萝卜皮辣，就把它去掉了。其实，萝卜皮的辣味就是宝。这种辣是中医所说的辛味，萝卜之所以能抗病毒，就是因为这个辛辣味。而萝卜皮比萝卜肉辣多了，它所含有的抗病毒有效成分也就更多。

萝卜皮不仅抗病毒能力强，理气化痰的效果也比萝卜肉强。如果咳嗽时痰比较多，光吃萝卜肉效果不好，要用到萝卜皮才行。

大家应该还记得我一直反复强调的一个概念：植物的皮与肉是一对阴阳，必有相互制衡、互补的地方。萝卜也是如此。萝卜肉是给人体增加水分的，吃萝卜能生津止渴，但萝卜若是吃多了，会使人水肿。这种水肿一般表现在早上起来脸肿，特别是眼睑部位，到了下午变成小腿浮肿，轻轻地一摁会出个小坑。而萝卜皮是帮助人体排出水分的，可以消除水肿。多么奇妙，是吧？这就是天然食物的好处。

三、萝卜皮的功效

（1）化痰、止咳。

（2）消水肿，对于女性经前期水肿也有效果。

（3）预防和治疗流行性感冒、支气管炎。

（4）煮热后外敷可治疗风湿。

（5）有一定的抗癌作用。

四、萝卜生吃抗病毒，熟吃消食化痰

生萝卜生津止渴，祛风热、抗病毒的效果好；熟萝卜健脾消食，下气、化痰、促进消化排泄的效果好。生萝卜能止痢疾腹泻，而熟萝卜却有助便的功效。

五、哪些情况适合吃生萝卜

（1）风热感冒。

（2）肺热咳嗽（咽痛、痰黄）。

（3）口干舌燥、咽喉嘶哑。

（4）急性肠炎、痢疾。

六、哪些情况适合吃熟萝卜

（1）消化不良。

（2）腹胀积食。

（3）胸闷痰多。

（4）大小便不利。

在惊蛰节气，我们不仅可以用生萝卜来治病，还可以用熟萝卜来防病。为了预防春季流行病，惊蛰节气这个月可以常喝黄豆萝卜汤，来提高身体的抵抗力。

13 惊蛰时节的食方：黄豆萝卜汤

黄豆萝卜汤

原料：生黄豆1两（50克）、白萝卜半斤（250克）、葱白连须1根（大葱）或3根（小葱），盐、胡椒粉各适量。

做法：

① 黄豆提前用清水泡2小时。

② 用加面粉的清水将白萝卜（要带皮）和葱白（要留根须）泡洗干净；将黄豆先加水下锅，用大火煮开，然后转小火煮30分钟左右。

③ 在锅里放入葱白和切成片的白萝卜，一起煮熟，加少量的盐、胡椒粉起锅。

功效：健脾，清肺，排毒，助消化，利肠胃，提高抵抗力。

这道汤还是延续春季清淡的饮食原则，只放一点点盐。煮出来的味道是清甜清甜的。若是喜欢口味鲜一点，煮的时候可以放一勺黄豆酱，出锅时点几滴香油。

哪些人适合喝黄豆萝卜汤

（1）体质虚弱、容易感冒的人，小孩和老人。

（2）阴虚内热的人。

（3）孕妇水肿。

（4）血脂超标的人。

（5）糖尿病人。

哪些人不适合喝黄豆萝卜汤

（1）正在吃中药的朋友，如果药方中有人参、黄芪、何首乌，则不要喝这道汤。

（2）感冒急性期不放黄豆，只喝萝卜汤。

这道惊蛰时节喝的汤配了黄豆。黄豆是补人体正气的，可以增强体质。而且黄豆还能跟萝卜一起发挥降血脂和排肠毒的功效。那为什么感冒咳嗽时不要放黄豆呢？是因为生病时不适宜补。而且感冒后脾胃比较虚弱，吃黄豆更容易引起胀气。

黄豆的蛋白质含量很高，大约有 36%，是猪肉的两倍。但黄豆含有难以消化的纤维素，这影响了人体对黄豆中蛋白质的消化吸收，所以黄豆吃多了会滞闭气机。而萝卜是下气的，可以消除吃黄豆引起的肠胃胀气。

读者评论

玲玲 2013 女郎：煮了惊蛰汤吃，煮出来看着像我妈煮给猪吃的，没勇气下手呀。盛了一碗清汤，怀着忐忑的心情喝了一口，哇，真清甜，女儿开始说不吃，给尝了一口，说："妈妈，怎么像放了糖一样。"嘿嘿，比放了糖的甜好吃多了，清甜清甜。不过渣被我倒了，没勇气吃。下次争取吃点渣。

贺艳丽：惊蛰时，喝黄豆萝卜汤预防感冒很好用。往年，一到春天很容易感冒，感冒后咳嗽很难好，干咳无痰的那种。今年坚持喝这个汤，平安无事，感谢陈老师！每个方子里都蕴含着陈老师的大智慧。

Ling：很简单的食方，食材也很容易买到。老公很喜欢喝里面加一点儿酱熬煮的黄豆萝卜汤，我就没有放盐。黄豆煮得蓬松，嚼起来很香，总体来说是很清淡的一道汤，喝起来胃里面非常舒服。

陈思彤：我觉得萝卜、大葱、黄豆煮水效果太好了。老公、孩子感冒了，我按照陈老师教的方法给他们试了，结果第二天真的好了，太神奇了！感谢陈老师！

鬼谷子：惊蛰期间，按照老师的食方煮了半锅黄豆萝卜汤，一家人每人 1 碗（我吃了 2 碗），没想到第二天，有点便秘的我排得极其畅快，这就是老师说的排毒、助消化、利肠胃！

小妖：我老公这段时间一直拉肚子，那天喝了我给他做的黄豆萝卜汤，他竟然没跑厕所。感谢允斌老师的推荐。

允斌解惑

小弋问：老师，黄豆萝卜汤里的黄豆可以用腐竹代替吗？

允斌答：可以。

水琰问：孩子咳嗽有痰，今天的萝卜汤没有放黄豆，放了山药、玉米和白菜应该也可以吧？

允斌答：可以的。

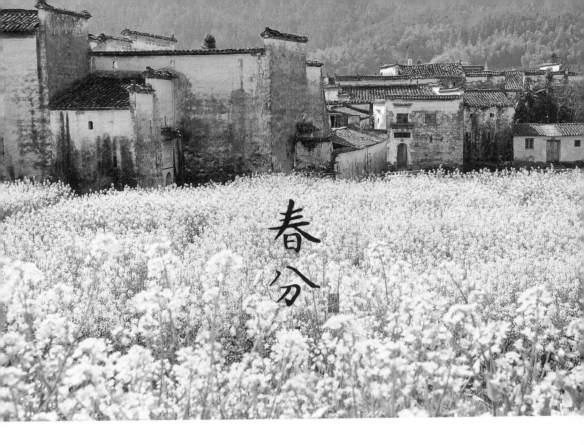

春分

　　春分，每年的 3 月 20 日或 21 日交春分节气。此时是人体肝气（生发之气）最盛的时候，千万不能压抑。所以，要用一些疏肝理气的芳香食方来帮助舒发肝气。

14 "四时唯爱春，春更爱春分"：春分时节，肝气最盛

"仲春之月，阳在正东，阴在正西，谓之春分。春分者，阴阳相半也，故昼夜均而寒暑平。"这段话出自汉代董仲舒编写的《春秋繁露》。春分的"分"字有讲究：在交春分节气这一天，白天和黑夜一样长，这是"分"昼夜。春分把春季九十天分为两半，这是"分"寒暑。

每年的 3 月 20 日或 21 日交春分节气。此时阴阳相半，春天正好过去一半，是春气最盛的时候。

春气为生发之气，在人体为肝气，所以春分时也是人体肝气最盛的时候。肝是主疏泄的，喜舒畅而恶抑郁，肝气需要舒发，不能压抑。压抑会使肝气郁结，使人感觉烦躁、忧虑、情绪波动，并引发头痛、腹胀、失眠、肥胖、高血脂等许多问题，女性朋友还可能发生月经不调、乳腺增生等症状。

怎样舒发肝气呢？肝气是与人的情绪息息相关的。当情绪压抑的时候，肝气就会压抑。情绪得到疏导，肝气就能舒发了。春天到了，花草树木都把枝叶舒展开来，尽情沐浴阳光雨露。我们也要这样，把面部表情放松，让心情舒展开来，多笑一笑，尽情享受春天的美好。这是春季养肝的首要工作。

春天是我们"宠爱"自己的季节。这个季节我们可以尽量听从内

心的愿望。**想做的事情，马上去做；喜欢的东西，尽情欣赏；想吃的美味，开心地吃。不用纠结，不要担心发胖，只要心情是愉悦的，肝气就能升发，顺应春天的生发之气，新陈代谢会加快，吃下去的东西会充分转换成能量，使我们精神百倍。**

北宋有一位鼎鼎大名的易学大家邵雍，他对于节气很有研究，懂得天时对于人的重要性，所以他特别注重应时、惜时、乐时。

邵雍一生写了三千多首诗，出了一本诗集叫《击壤集》。在这本诗集的序里，他写了几句特别好的话："《击壤集》，伊川翁自乐之诗也。非唯自乐，又能乐时，与万物之自得也。"

在《击壤集》里，有这么一首诗：

乐春吟

宋·邵雍

四时唯爱春，春更爱春分。

有暖温存物，无寒著莫人。

好花方蓓蕾，美酒正轻醇。

安乐窝中客，如何不半醺？

在这首写春分的诗里，邵夫子"乐时"的生活态度表现得淋漓尽致。善于从四时风景中寻找乐趣的邵夫子，把春分的位置排到了最喜欢的第一名，可见春分节气之美。天气不冷不热，花正含苞，酒正轻醇，舒舒服服地窝在自家小院里，与自然万物共享大好春光，真是其乐陶陶！

15 春分时节的食方：三花舒肝解郁茶

春分节气，如果做不到完全放松心情，也没关系，我们可以用一些疏肝理气的药食来帮助舒发肝气。怎样选择呢？大凡疏肝理气之品，都有芳香的气味。因为芳香能打开人体气的通道。春天是百花盛开的季节。我常常想，这是不是老天爷有意的安排，让空气中充溢着花朵的芳香，帮助人们舒发肝气呢？

因此，在诸多药食中，我特意选了三种香花搭配成一款花草茶推荐给朋友们。在春分花发时节，喝这个茶特别应景。最好不要把它当成一个任务来完成，好像喝药似的灌下去，而是要悠闲地品味这杯茶。喝之前先欣赏水中的花形、花色，闻一闻它馥郁的香气。香气也是药性的一部分，可以很好地帮助我们舒发肝气。

三花舒肝解郁茶

做法：月季花 6 朵、玫瑰花 6 朵、茉莉花 12 朵，沸水冲泡。

功效：舒肝理气，活血通脉，解忧郁，预防黄褐斑，调理肝火引起的睡眠问题。

允斌叮嘱

① 月季、玫瑰、茉莉都用干品，在茶叶店或超市可以买到。

② 月季和玫瑰的区别：玫瑰花蕾小，颜色偏粉或发紫；月季花蕾大，颜色比较红。

读者评论

借我一生了了：老师，按照您的玫瑰花泡茉莉花治肝火型失眠，效果非常好。非常感谢。

轩儿：三花舒肝解郁茶在心情郁闷的时候喝效果特好。

水木清华：三花舒肝解郁茶，虽简单却作用很大，坚持喝过之后，我的皮肤变好，色斑变淡，情绪也好很多。

佛灯下的耗子精：连续喝了几天三花陈皮茶，我整个人神清气爽！

允斌解惑

孙瑛问：有子宫肌瘤的人能喝玫瑰花茶吗？

允斌答：适合。

dick 问：陈老师，您好！因下巴长痘，喝了几天三花陈皮茶，有明显效果，但每次喝后胃会痛，请问还能继续喝吗？或要加什么？期待您的回复，感谢！

允斌答：加红糖。

16 "且将新火试新茶"：寒食时节，风热袭人

> 天运四时成一年，八节相迎尽可怜。
>
> 秋贵重阳冬贵蜡，不如寒食在春前。
>
> ——唐·王冷然《寒食篇》

这首保存在敦煌文书中的唐诗，说明当时的人们多么重视寒食节。寒食节是一个古老的节日，它的起源极为久远，可以追溯到远古时的火神崇拜。远古时人们观天象以定季节，每年春天看见大火星（心宿二）出现在东方，就认为是新年的开始。此时会禁火，将旧火全部熄灭，表示过去的一年结束，然后重新钻木燃起新火，称为改火，使人事与天象保持一致。

春秋战国时，禁火习俗又加入了"子推绵山焚身"的传说元素。到唐代，寒食节已演变成一个禁火、祭祖、踏青的全民节日。唐宋的诗人写了大量关于寒食春游的诗词，比如苏轼有一首著名的《望江南》：

春未老，风细柳斜斜。试上超然台上看，半壕春水一城花。烟雨暗千家。

寒食后，酒醒却咨嗟。休对故人思故国，且将新火试新茶。诗酒趁年华。

注意，"且将新火试新茶"这一句里的"新火"，它不是诗人随手

写的，而是反映了上古延续下来的改火习俗。

寒食原本在冬至后 105 日，与清明节气相邻，以前寒食节要过三日，后来就确定为清明前一日。寒食是仲春之末，清明是暮春之始。

寒食节时，家家不生火，吃事先做好的冷食。历代以来，寒食的饮食习俗花样不少，有从远古传说演变而来，有从祭祀的贡品而来，后世又渐渐地加入应季应时的元素。

寒食节的饮食有寒食饼、寒食面、寒食浆、蒸寒燕等，各地不同，但基本为素食，因这个季节不宜吃过于油腻滋补的食物。在素食中又以米、麦、面为主，都是粮食，属于"甘"味，暗合"春吃甘，脾平安"的四季五味养生之道（关于"四季五味养生之道"，详见《回家吃饭的智慧》）。

17 寒食时节的食方：寒食平安粥

这里给大家推荐一道传承将近两千年，既具备深厚文化内涵，又有应时养生作用的寒食粥。

寒食平安粥

原料：大麦仁、杏仁（超市购买去皮的杏仁瓣）、麦芽糖（可用蜂蜜代替）。

做法一（需要有能制作五谷豆浆的豆浆机）：

① 将大麦仁和杏仁泡一晚。

② 将杏仁和大麦仁放入豆浆机，加入清水，开机煮熟。

③ 加麦芽糖或蜂蜜调味。

做法二（不用豆浆机）：

① 将大麦仁和杏仁泡一晚。

② 将杏仁放入料理机，加清水打成浆。

③ 将杏仁浆和大麦仁一起煮熟，小火多煮一会儿，使大麦仁煮到软烂开花。

④ 加麦芽糖或蜂蜜调味。

功效：健脾益气，消食和胃，润肠排毒，滋养五脏，改善睡眠。

允斌叮嘱

① 杏仁分甜杏仁和苦杏仁。这里用的是甜杏仁（超市购买）。苦杏仁入药，有小毒，一般在药房出售。

② 关于大麦仁和杏仁的比例，消化不良、吃东西后腹胀或是

大便稀溏的人，大麦仁多放一些；咳喘、有痰或大便干结便秘的人，则可多放一些杏仁。

③ 粥里放麦芽糖可以增强健脾养胃的功效。脾胃虚弱特别是偏寒者，还有小孩，最好是放麦芽糖。胃热者则可选择加蜂蜜。

古人认为，寒食、清明时的风，适合放风筝。郊游时将风筝放飞，祈求带走晦气。这个时节的确多风，而风为百病之长，会携带各种病邪侵入人体。仲春之末，风夹带着热，风热袭人，引起咽喉和鼻腔不适，风热感冒，或是使人感觉口干、心中烦热。此时喝这道粥正相宜，能祛风燥、除烦热。

这道粥很清润，既能滋补，又能消食，还能排毒，符合春季食养不宜滋腻过补的原则。老年人、小孩、体弱者都可以喝。

读者评论

莫莫：寒食平安粥很好，自从吃了这个粥后，每天一起来就有便意，而且拉得很顺畅。

Snow：对我最有效的是寒食平安粥，吃完后改善了我的睡眠质量。

海燕：连着喝了两天寒食平安粥，就感受到它润燥的效果了，排便很顺畅。

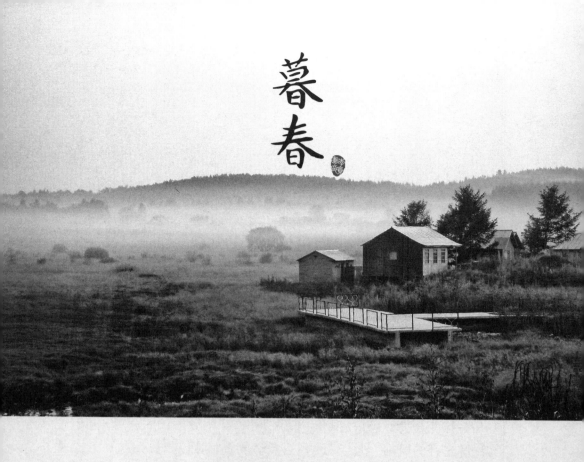

暮春

○暮春：清明、谷雨

节日：清明节、上巳节

时间：春天第三个月

养生重点：清肝养脾

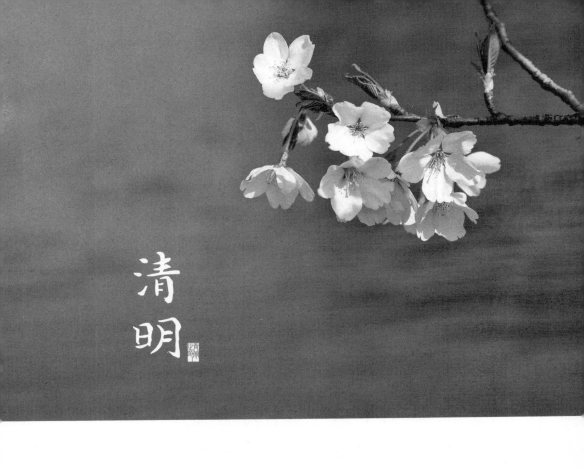

清明

清明节气音频

　　清明，每年的4月4日到6日之间交清明节气。清明既是一个节气，又是一个节日。养生重点第一是"护生"（此时禁止伐树、打猎，以免影响动植物的繁育和伤害人体的"生生之气"，让外邪及病毒上身）。第二是"发散"，不适宜收敛，应该疏泄肝气和排出体内的宿毒，宜吃清明菜抗病菌。

18 清明时节，"气清景明，万物皆显"：春光最明媚，正是抗流行病的关键阶段

从清明节开始，进入春天的最后一个月，也就是暮春。这是春光最明媚的时候。西晋文学家张华为此写过一首诗："暮春元日，阳气清明。祁祁甘雨，膏泽流盈。习习祥风，启滞异生。禽鸟翔逸，卉木滋荣。"

这1700多年前的暮春景致，与如今并无不同。前人所感受到的春日阳气，膏泽甘雨，和畅祥风，如今依然年年应时而至，滋养万物和我们的身体。相应的，古人所总结的顺时生活之道，也值得我们借鉴。**从养生方面来说，这个月有两个重点：**

第一是"护生"。古代在此时禁止人们伐树、打猎，以免影响动植物的繁育。而我们也应护养好人体的"生生之气"，预防外邪及病毒侵袭。

第二是"发散"。这是阳气外泄的时节，不适宜收敛，应该疏泄肝气和排出体内的宿毒。古代在暮春之月会举行乐舞表演，天子大臣亲自观看，让人们借此机会舒展心情。古人甚至将春天的"发散"延伸到社会层面，认为此时不能征收财货，而是应该施行仁政，广开仓库，将存贮的粮食拿出来赈济天下。现在我们则应在这个月外出春游，亲近自然，舒展心情，同时注意饮食排毒。

这个月有两个节日：清明节、上巳节，借此机会，人们可以尽情体验最后的春日时光。

清明既是一个节气，又是一个节日。每年的 4 月 4 日到 6 日之间交清明节气。古人认为天有"八风"，其中有一风叫清明风。春分后十五日，清明风从东南方向吹来，此时"气清景明，万物皆显"，因此把这个节气定名为"清明"。

作为节日，清明现在是全民祭扫的日子。这是承继了古代寒食节的习俗。在这个节日，人们外出扫墓，也借此机会郊游踏青，为的是呼去胸中陈积的浊气，吸收天地阳气。

清明踏青时，一个重要活动就是采摘野菜。这个时候生长的野菜，大多具有消炎抗菌、清肠排毒的功效，可以很好地帮助人们预防春天的流行病。

清明节所吃的野菜，有一样不可不试，就是很多人小时候都吃过的田艾。田艾采回来，通常加米粉做成"青团""艾粑"或"清明果"来吃，是南方过清明节必备的一样应季美食。因为是清明时吃的，人们就索性把它叫作"清明菜"。

田艾的学名叫鼠曲草，又叫"佛耳草"。有的朋友以为田艾是艾草，其实它不是中医艾灸用的那种艾蒿。田艾与艾蒿一样属于菊科，也有菊科植物特有的香味，但它不像艾蒿那样苦，高度也比艾蒿矮得多，一般只有巴掌高。

田艾还有个名字叫"棉艾"，因为它全株布满了白色的绒毛，像棉花一样。开的花也小巧，黄黄的，只有小米粒那么大，团簇在一起，被白色的绒毛衬托着，很可爱。

清明时，田艾刚开花，这个时候既鲜嫩，药性又好。小时候，我们采摘田艾，只轻轻掐下嫩尖，不伤根，这样它还能继续生长。

田艾既是野菜，也是药。它的主要作用是化痰止咳、祛风除湿、

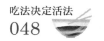

抗菌解毒，特别是对于呼吸道和皮肤表面的问题效果很好，比如痰多咳喘、荨麻疹、青春痘、皮肤感染等，对于高血压也有调理的作用，还能治疗蚕豆病。

19 清明时节的食方：艾粑、清明粥

清明节气阳气外泄，各种病菌也活跃，是抗流行病的关键阶段。此时吃清明菜，主要是为了取它抗病菌的功效。清明菜可以包饺子、包包子，在南方，比较普遍的吃法是做成青团或艾粑。

艾粑

原料：田艾（清明菜）、糯米粉、红糖。

做法：

① 采摘新鲜田艾的嫩尖，洗干净，切碎，剁成茸。

② 锅里水烧开，放入田艾，不要盖锅盖，大火煮30分钟，加入红糖化开，关火。

③ 将煮好的田艾连同锅里的水趁热一起与糯米粉混合，用筷子搅拌，等到不烫手时，用手揉匀成团。

④ 搓成长条，切成段，然后一个个揉成椭圆形，放笸屉里，用大火蒸20分钟。

功效：调中益气，祛水肿，止白带，解毒。

允斌叮嘱

① 田艾尽量剁成茸，这样吃的时候口感才细腻。也可以用料理机打碎。

② 煮田艾时不要盖锅盖，否则会发黄，颜色不鲜亮。

糯米食物不好消化，吃多了胃不舒服，而田艾有调理胃痛的作用，与糯米是很好的搭配。

如果觉得做艾粑麻烦，还可以煮个简单的清明粥。

清明粥

原料： 田艾2两（100克）、糯米2两（100克）。

做法：

① 糯米用清水泡一夜。

② 采摘新鲜田艾的嫩尖，洗干净，切碎。

③ 将糯米和田艾一起加水煮成粥。

④ 可以加少许糖调味。

功效： 明目，调理迎风流泪、高血压。

这个粥既养肝肾，又清淡，很适合老年人食用。

田艾在对抗春季呼吸道疾病方面，有特别的功效。如果咳嗽痰多的人，可以用它煮糖水来喝。

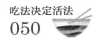

清明止咳糖水

原料： 新鲜田艾半斤（250克）或干品1两（50克）、蜂蜜。

做法：

① 将田艾加水煮15分钟，滤出汤汁备用。

② 锅里再次加水，煮15分钟，滤出汤汁。

③ 把两次的汤汁混合在一起，加入蜂蜜，一天之内分两次喝下。

功效： 调理咳嗽、气喘、慢性气管炎、胃及十二指肠溃疡。

读者评论

我的世界：清明止咳糖水效果真的好！昨天喝了两次，今天早起吐了好些黄痰，喉咙舒服多了！

20 "三月三日天气新，长安水边多丽人"：上巳节，宜近水赏花

"永和九年，岁在癸丑，暮春之初，会于会稽山阴之兰亭，修禊事也。群贤毕至，少长咸集。此地有崇山峻岭，茂林修竹；又有清流激湍，映带左右，引以为流觞曲水，列坐其次。虽无丝竹管弦之盛，一觞一咏，亦足以畅叙幽情。

是日也，天朗气清，惠风和畅。仰观宇宙之大，俯察品类之盛，所以游目骋怀，足以极视听之娱，信可乐也。"

——东晋·王羲之《兰亭集序》

上面这篇大家非常熟悉的文字，是"书圣"王羲之《兰亭集序》的前半部分。它讲的是一件什么事情呢？东晋永和九年（公元 353 年）暮春，王羲之与谢安等名士，在浙江绍兴兰渚山的兰亭集会，过上巳节，举行"禊礼"（一种祈福仪式）。那里风景清幽，大家做"曲水流觞"之戏，将酒杯放在溪中，由上游浮水而下，酒杯在谁的面前停下，谁就即兴赋诗并饮酒。当日天气晴和，柔风习习，众人纵情于山水之间，快然自足。

这可是文坛的一件大事。史书上连当时各人作诗的结果都详细记载下来了：有 11 人各作诗两首，15 人各作诗一首，还有 15 人没作出诗来，被罚了三觥酒。大家一共写了 37 首诗，集成一本诗集。王羲之为诗集写了一个序，就是《兰亭集序》，这篇文章不仅文采飞扬，书法更是绝佳，被后人誉为"天下第一行书"。

多么风雅又有趣的春日集会！令后世无数人追慕不已。古代文人就是这样过上巳节的。

农历三月初三为上巳节。此时，要出游近水赏花，吃上巳菜。此风俗自古代代相传，深含养生的真意。

上巳节最初是在每年农历三月上旬的巳日，后来为了简便就定在了三月初三。这个节日在清明前后，渐渐被清明代替了。但是，**上巳节其实是一个重要的卫生保健节日，清明节的祭扫和踏青还不足以体现它的内涵。**

一年有两大适合出游的节日，三月初三和九月初九。九月九重阳节登高，三月三上巳节戏水。古人秋游爱登山，春游则多近水，这里面大有讲究。

上巳戏水的习俗由来已久，在《诗经》中便有叙述。《论语》中曾晢自述其志："暮春者，春服既成，冠者五六人，童子六七人，浴乎沂，风乎舞雩，咏而归。"为孔子所赞赏，说的也是这个。

古人在此时去水边，是为了举行"祓禊"——在水滨洗濯，以祓除不祥和祈福。《兰亭集序》又被称为"禊帖"，就是因为它讲的是上巳节"祓禊"之事。

上巳节戏水，其实也是古人卫生保健的一种方式。暮春，气温回暖了，让人们都到水边洗浴，可以洗去冬日的积垢。同时，大家一起出游，也达到了春日舒发肝气、愉悦身心的养生目的。

杜甫有诗说道："三月三日天气新，长安水边多丽人。"上巳节时，女子也可出游，人们都到水边去看美人。此时允许男女相会、对歌，而文人雅士也趁机在水边举行雅集，才发明了"曲水流觞"之戏。总之，上巳节是全民尽情欢乐的开心日子。

今天，上巳节这个名称少有人知道了。但是，人们还在过三月三。比如某些少数民族地区有泼水节，算是上巳节洗浴的遗存。而更多的地方，则保留了上巳节的食俗。

在所有的习俗中，可能饮食的生命力是最强的，代代传承，很难被遗忘。上巳节要吃上巳菜，这个风俗到现在还在很多地区流行。

什么是上巳菜呢？就是荠菜。

荠菜，在民间有许多别名，比如地菜、地米菜、菱角菜、枕头草等。它是野菜中味道最鲜美的。因为吃的人多，现在有人工种植的，许多菜市场都可以买到。如果踏青时采摘，看到叶子有羽毛状开裂，中间抽薹开细碎小白花，结小小的三角形果荚的就是荠菜。

荠菜是春天男女老少都应该吃的一种菜。它能帮助我们预防春天的流行病和传染病，包括风热感冒和麻疹。它还可以调理上火后嗓子疼、眼睛发红、流鼻血、牙龈出血等症状。

野菜一般都带点苦味，荠菜却一点不苦。古人认为它味道甘美，所以《诗经》里说："谁谓荼苦？其甘如荠。"

鲜嫩的荠菜，怎么吃都好吃，炒着吃，煮汤喝，或做馅儿包馄饨。老荠菜可以留下晒干入药用。荠菜要吃就吃全株，整株药性才好（关于荠菜的具体功效和用法，参见《回家吃饭的智慧》）。

21 上巳节的食方：荠菜鸡蛋汤

清代叶调元有一首《汉口竹枝词》写道：

"三三令节重厨房，口味新调又一桩。

地米菜和鸡蛋煮，十分耐饱十分香。"

讲的是三月三吃荠菜煮鸡蛋，这个民俗到现在还在许多地方流行。在南方，三月初三时荠菜已经开花结籽了，做菜吃太老，用来煮汤或煮鸡蛋正好。鸡蛋的吸附性非常好，可以充分吸收荠菜的药性。

荠菜鸡蛋汤

原料： 荠菜 1 大把、鸡蛋 6 个、红枣 12 个、带皮生姜 6 片。

做法：

① 将整株的荠菜连根一起洗干净，摘去黄叶。

② 鸡蛋外壳擦洗干净。

③ 将荠菜放入锅中，上面放整个的鸡蛋、红枣、生姜片，加水煮开。

④ 用勺子轻轻地敲击鸡蛋壳，使它产生裂纹，以便更好地入味。

⑤ 继续煮 10 分钟，关火，不要打开锅盖，任其自然冷却。

⑥ 等晾温后起锅，吃蛋喝汤。

功效： 调和脾胃功能，增强体质，调理高血压病、痢疾、肾炎水肿等。

允斌叮嘱

① 一定要把荠菜的根部留下。用已经开花结籽的老荠菜，功效最好。

② 不需要加糖或盐调味。

读者评论

玲玲 2013 女郎：我找不到新鲜荠菜，去年坐月子时在网上买了干品荠菜，月子里喝了荠菜水，手指上近 10 年没有的小月牙在慢慢长出来，虽然现在也没长全 8 个，但大拇指上的是一直坚持有着。

春暖花开：肚子不舒服的时候，喝这个会有感觉。上次，我连着三天喝了荠菜汤，大便的颜色都变正常了。感谢陈允斌老师！

乐淘淘：我觉得喝荠菜水非常不错，现在春天来了，我一般都会去采些荠菜回来给孩子煮水喝。最近感觉宝宝睡觉比之前安静多了，之前可能有积食晚上老睡不安稳，现在好多了。

阳春白雪：荠菜水真是太好用了！我前两天受了点凉，先是头晕，早上开始发烧，中午回家就开始喝荠菜水，下午就不烧了，坚持喝了四次，我的感冒症状全好了！感恩陈老师！

Xyzx：荠菜水特别好，有次小便不利，又痛又少，淋漓不尽。喝荠菜水后很快缓解，一会儿就没事了。

丁如君：有段时间肝火旺，每天都会牙龈出血。看了老师的书里推荐吃这道春季菜，味道很清香、舒服，连续吃一周下来牙龈不再出血。

田焕乐：荠菜水煮鸡蛋，搜陈寒效果好！疼了一个冬天的手臂不知不觉间好了，不疼了。

越来越好：喝了两天荠菜粥，早起大便很通畅。神奇的荠菜！

蓝天白云：凉风一吹，老爸就流清水鼻涕，喝了两天荠菜水就不流了，感谢陈老师。

秋日私语：昨天外孙有点感冒，从晚上开始给他喝荠菜水，一直到今天，喝了很多次，没有吃药，现在看着好多了。感谢陈老师的养生方法！

6群顺时分享：昨天起床感觉嗓子疼，刚好家里有晒的荠菜干品，马上抓了一把，煮了七八分钟，喝了两碗，喝完就感觉好点了。今天早上醒来，嗓子就不疼了。

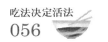

允斌解惑

苹果问：老师，孕妇可以吃鲜荠菜吗？

允斌答：可以吃的。

HXB问：老师，哺乳期可以吃荠菜吗？

允斌答：可以。

爱的记忆问：老师，皮肤病发作期的人还能吃荠菜吗？

允斌答：可以的。

丁辉问：陈老师，上巳节的鸡蛋汤，如果是风寒感冒咳嗽也可以吃的吧？

允斌答：可以吃的。

阿雅雅问：有些人说荠菜有止血作用，经期不适宜吃，请问是这样的吗？

允斌答：荠菜有止血作用。经期量大阶段可以不吃。

跳动的心问：老师，荠菜鸡蛋汤煮了只能在上巳节这天吃吗？可以多吃两天吗？

允斌答：可以呀，暮春三月都可以。

宋芊（木木）问：老师好！荠菜鸡蛋汤今早就煮了，孩子不愿意喝汤，最后还是加了点白糖！没问题吧？

允斌答：可以的，主要是吃吸附了荠菜药性的鸡蛋。

miffytt问：游目骋怀，无限美好，正好买了荠菜按陈老师的配方来吃上巳菜啦！

允斌答："游目骋怀"，能体会到它的美好就是"神补"，比食补更高一重境界了。

兰的草问：陈老师好！我从海南刚回来，正好赶上荠荠菜上市，我便购回来用水煮荠荠菜鸡蛋，已经吃过两次。有一点我想问一下，在南方没有经过寒冷还用祛寒气吗？这段时间天天都有卖，我想存一些，看书上说可以晒干，但我觉得不好保存，蒸一下放冷冻箱可以吗？

允斌答：1.在海南如果吹过空调，也需要祛陈寒。2.可以冷冻，晒干最方便。

lucky 问：老师请问荠菜煮鸡蛋第二天可以热着吃吗？

允斌答：可以。

粘粘峰问：老师，过几天就是三月三了，城市里找不到新鲜的荠菜，可以用去年晒干的荠菜煮鸡蛋吗？

允斌答：可以的，多用一点。

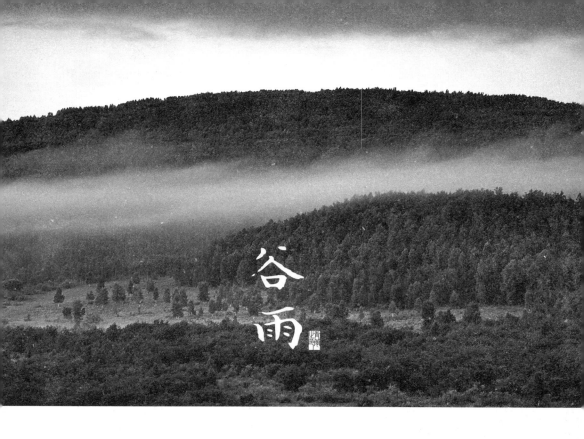

谷雨

谷雨节气音频

　　谷雨，每年的 4 月 19 日到 21 日之间交谷雨节气。这 15 天，是春天的最后半个月，这时候容易出现咽痛、眼睛发红、血压升高的症状，女性容易出现经期综合征，感觉烦闷，精神不集中，容易疲劳等。

　　这时，在谷雨时上市的好东西——绿茶、蜂蜜、陈皮可以帮到我们。

㉒ "谷雨深春近，茶烟永日香"：谷雨时节，抓紧护肝健脾

每年的 4 月 19 日到 21 日之间交谷雨节气。谷雨的意思是"雨生百谷"，古人还认为这个时候开始播种稻谷，从上往下撒种，像下雨一样。谷雨节气这 15 天，是春天的最后半个月，之后就会进入夏天了。

谷雨时节，养肝依然是重点，特别要注意预防肝阳上亢和肝火。这时候容易出现咽痛、眼睛发红等上火症状，老年人容易血压升高，女性容易出现经期综合征，感觉烦闷，精神不集中，容易疲劳等。

要避免这些问题，有一样在谷雨时上市的好东西可以帮到我们，那就是绿茶。

爱茶的人不会错过谷雨节气，这是品新茶的好时节。宋代的黄庭坚写过一首很美的小诗：

> 落絮游丝三月候，风吹雨洗一城花。
>
> 未知东郭清明酒，何似西窗谷雨茶。

谷雨时上市的新茶滋味清润，带有回甘，不像夏茶偏苦涩。这是因为新茶中茶氨酸的含量更高。茶氨酸是茶叶中的宝贝。茶叶像咖啡一样含有咖啡因，但喝咖啡使人兴奋，喝茶却能静心。为什么呢？就是茶叶中的茶氨酸在起作用。茶氨酸既能使人放松，缓解身心疲劳，又能提高注意力。所以喝茶之后，人处于一种既安定又专注的状态，思考能力和记忆能力都得到增强。

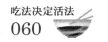

老年人也可以适当喝一点新茶，因为茶氨酸能调节血压。它对高血压的人能发挥降血压效果，却不会降低正常人的血压。它对于预防脑卒中和老年痴呆症也有帮助，还能延缓人体的衰老。

绿茶偏凉，秋冬季节我很少喝。一年当中，唯有在谷雨这段时间会天天喝绿茶。此时喝绿茶有护肝的作用，又能抗菌，可以增强肝脏排毒功能，提高免疫力，还能调节人体的脂肪代谢，在夏天到来之前，帮人们摆脱一些多余的脂肪。

"谷雨深春近，茶烟永日香。"谷雨节气，就送大家三杯谷雨养生茶。夏天已近，除了舒肝，我们还需要继续提升脾胃功能，以便为夏天长身体打好基础。用以前给大家推荐过的春天养脾的好食物——蜂蜜，和既舒肝理气又健脾的陈皮，来和谷雨新茶搭配。这三样简单的材料，通过比例的变化，可以搭配出三种不同功效的茶饮，帮助您清肝火，养脾胃，调理春季常发的胃痛和咽痛。

谷雨食方一：清肝养脾茶

原料：绿茶、陈皮半个（或15克）、蜂蜜（油菜蜜最佳）。

做法：

① 陈皮切成丝，与适量绿茶一起冲泡。

② 茶水倒入杯中，晾温后加少量蜂蜜饮用。

功效：养脾胃，帮助肝脏排毒。

适合人群：脾胃虚弱者、老年人。

允斌叮嘱

经期不宜饮茶（绿茶、乌龙茶、红茶以及花茶都不合适），这是常识，姑娘们一定要记住。

谷雨食方二：养胃止痛茶

原料： 陈皮1个（或30克）、蜂蜜半杯（枣花蜜最佳）。

做法：

① 将1个陈皮和5杯冷水下锅，水开后转小火煮5～10分钟。

② 将煮好的陈皮水晾到温热，加半杯蜂蜜调化，分成3份。

③ 早、午、晚饭前空腹喝1杯，1日3次。

功效： 理气止痛，促进胃溃疡愈合。

适合人群： 慢性胃溃疡春季发作者。

允斌叮嘱

这一杯去掉了绿茶，因为有胃溃疡的人不宜饮茶。

谷雨食方三：养咽清嗓茶

原料： 绿茶、蜂蜜（槐花蜜最佳）。

做法：

① 泡一杯浓一点的绿茶，晾温后加2勺蜂蜜搅匀。

② 每隔十几分钟喝一小口，尽量让茶水在咽喉处多停留一会儿，时刻保持嗓子的滋润。

③ 大约1天，咽炎的症状就可以缓解了。

功效： 缓解咽炎疼痛。

适合人群： 咽炎急性发作者（嗓子干疼、想咳嗽、声音嘶哑）。

允斌叮嘱

绿茶要泡得浓浓的，为的是加强清热去火的功效。

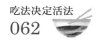

读者评论

顺时生活会29群读者：顺时生活，喝蜂蜜绿茶，又加了陈皮，感觉咽喉舒服多了，晚上睡觉也没有那么干痒了，真心谢谢老师！

禾惠：没跟着老师养生前，白天一喝茶晚上就睡不着。今年试着喝谷雨茶，让我思路清晰、精神奕奕！

阳光地带：我的咽炎一直很严重，打消炎针、做雾化、吃中药等各种方法都不见效，看到允斌老师的蜂蜜绿茶，尝试着喝了三天，嗓子明显感到舒服。感谢允斌老师，小方法，治大病！

允斌解惑

萤火虫问：老师，这些茶虚寒体质的也能喝吗？我体质特别寒，吃些凉的蔬菜就腰痛。

允斌答：体质太寒的人不喝绿茶。

春天问：我不能喝那个蜂蜜陈皮绿茶，很寒凉，喝了不舒服，陈老师有指点吗？

允斌答：胃寒不喝。

叶子问：陈老师你好，我内热很重，经常口腔溃疡，能喝绿茶和蜂蜜茶吗？

允斌答：口腔溃疡不是热而是湿毒。

YOYO问：陈老师，我一直都有胃炎，请问现在还适合喝陈皮蜂蜜茶吗？

允斌答：可以的。

㉓春困，困的是脏腑和大脑

老话说：春困秋乏夏打盹，睡不醒的冬三月。好像春困秋乏是正常现象，其实它们都是亚健康的信号。一个完全健康正常的人，是不太有这种感受的。

春困和秋乏，原因不一样，有不同的表现。首先，困和乏是有区别的，乏是疲倦的表现，而困就是想睡觉。第二就是时间不同，**春困一般是在午后困，比如吃完饭以后，就觉得特别的困。而秋乏一般是在早上，就是早上不想起，起来也会觉得四肢无力，懒洋洋的。**

人为什么会春困呢？因为这时气温变暖了，我们的体表温度升高，血液都到四肢了。这时五脏六腑就比较缺血，特别是大脑，大脑一缺血就缺氧，人就会觉得困。所以，春困困的是我们的脏腑和大脑。

为什么春天不要吃太难消化的东西，要吃清淡的，就是要给脾胃减减负，让一部分血液能够供应到我们的大脑上去。（秋乏是因为什么引起的呢？当秋天来的时候，天气变冷了，我们的体表毛孔就收缩了，血液回流到我们的内脏。这个时候，四肢容易缺血，所以人就会感觉到乏，四肢无力。）

春困的现象越明显，就说明身体亚健康的现象越严重。比如对于贫血的人来说，这个时候大脑缺血的现象严重，就会更加困。而且这种贫血的困还让人有一种特别昏的感觉。

肝不好的人，春天不仅是人发困，肚子还会特别胀，尤其是吃完饭以后会觉得不消化，这种胀会让他想躺下休息一会儿。

凡是心脏功能不好的人，春困一般会伴有胸闷、气短，有的人还有心悸。很多女孩子因为心脏功能比较弱，都会感觉胸闷。所以，这个时候建议多做深呼吸，可以用两手顺着胸骨往两胁捋。首先深吸一口气，然后一边呼气，一边往下捋。在家如果躺着做，会觉得更舒服。不用做多，多了以后人可能会气短，三次就够了，憋闷的现象就减轻了。

还有一些朋友甲状腺功能减退（简称为甲减），这种人在春天的症状有时更明显。因为甲减的人，平时就提不起精神，总觉得整个人有些麻木、冷漠，干什么都没劲儿。这样的人就比较容易伤春，到了秋天更会悲秋。

24 防止春困的食方：牛肉、醒神茶

如何防止春困呢？针对不同的体质有两个方法。

对于体虚的人，还有贫血、甲减的人，若是感觉春困，下午的时候头发昏，注意力难以集中，可以吃些牛肉来补一补。

防春困食疗法：吃牛肉（适合体虚的人）

我把牛肉比作肉类中的黄芪，它是补气、健脾的一种肉。春天很多人不能吃黄芪，因为容易上火，那就可以吃牛肉来补气。

牛肉是肉类中最补气的，它补的是脾之精气，有补脾的作用。

孩子在春季里也应该多吃牛肉，这样夏天可以更好地长高。

专治春困的食方：醒神茶

原料：竹茹3克、麦芽5克、桑叶5克、陈皮10克（四味药均可在正规中药店里买到）。

做法：煮水或开水冲泡当茶喝。

允斌叮嘱

以上是1天的用量。可以一次买7服，连喝5～7天，余下的可以留在家里备用。这几味药能够保存很长时间，需要的时候，可以随时拿出来喝。

竹茹是非常好的一味药。它是把竹子轻轻刮掉青皮后，里面露出的那层白皮，把这层白皮一绺一绺刮下来晒干，一团团的，就是竹茹。

竹茹可以化痰、退热，而且比较平和，孕妇、小婴儿都可以用来退烧。读过《回家吃饭的智慧》的读者应该还记得，书中介绍的我家退烧秘方，就用到竹茹。竹茹特别的轻，所以它的克数少，但是抓起来是一大把。

这杯茶有防止春困"困"住脾的功能，使人神清气爽，还能化痰止咳，消除胸闷和腹部胀气的感觉。

读者评论

阿宝/Amanda：这几日妈妈春困得紧，脾气也暴躁。我刚好听了陈老师广播把几味药材买好煮了茶。喝下后大概3小时，妈妈明显脾气好转，也变得很有精神，困倦的现象也消失了，全家都很高兴。

如意：春困醒神茶，疏肝健脾。喝了以后感觉特好。

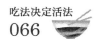

允斌解惑

萍问：陈老师，我每到天气变暖后就胃口不好，不想吃东西，身体乏力，有时还头痛、腿困，直到天气变凉以后这种情况才消失。请问您，我该怎么调理身体呢？

允斌答：可以喝春困醒神茶。

25 春季防流行性感冒的食方：护生汤

一到春季，各种流行病多发，大多属于"温病"，比如流行性感冒、麻疹等。前几年春季常爆发的禽流感，也是"温病"的一种。中医认为："冬伤于寒，春必病温。"为了预防春季温病，特别是流行性感冒，我们可以给家人煮一锅好喝又有效的防感汤。

护生汤

原料：鲜荠菜1把、萝卜缨1把、牛蒡半根、干香菇3个、植物油、盐、醋少许。

做法：

① 将香菇洗净泡发，切成小块。

② 在一碗清水中放入少许醋（什么醋都行），调成醋水。牛蒡不去皮，用加面粉的清水泡一泡，刷洗干净，斜着切成滚刀块（这样比较入味），泡在

护生汤
制作视频

醋水中备用。

③ 将新鲜荠菜切成 2 厘米小段，一定要留根。

④ 锅内放入水，加少许植物油和盐，放入香菇和牛蒡煮开，再放萝卜缨煮 20 分钟。

⑤ 最后放入荠菜煮 1 分钟，关火起锅。

功效：祛风湿，养脾胃，清热解毒，提高免疫力，调理咳嗽、痰黄、咽痛、便秘，预防流行性感冒、麻疹等流行病。

允斌叮嘱

① 喝汤时，把荠菜、牛蒡、香菇一起吃掉，若荠菜太老，可以不吃。

② 若荠菜比较老，则不要切段，而是扎成小捆，与萝卜缨一起下锅煮，煮后捞出不用吃。

③ 香菇要用干品，效果才好。

④ 这道防感护生汤基本上人人都能喝，整个春天都适合喝。每周喝一次，就可以起到防病的效果了。

⑤ 南方荠菜已老，药效更好，要整株（包括籽）一起煮，可以只喝汤不吃荠菜（嫩的可吃）。

⑥ 怀孕 3 个月之后的孕妇都可以喝。

⑦ 荠菜在北方也称为荠荠菜。

怎样挑选牛蒡

挑选的时候，抓住牛蒡粗的一头把它横着拿起来，如果整根是弯的，说明这牛蒡比较鲜嫩。如果还是直挺挺的一根，那就已经老了。

怎样挑选荠菜

荠菜的品种有大小几种，小品种的更好吃。特别是最细小的那种，叫作沙荠，味道最鲜美。大叶荠菜的叶片比较厚，生长速度快，

一般在冬天和初春市场上卖的都是这种。小叶荠菜的叶片比较薄，羽状裂纹比较深，上市的时间比大叶荠菜晚一些，一般在春天上市。这种小叶荠菜特别香。不论哪种荠菜，都以初春生苗、农历二三月开花的药性比较好。

读者评论

知难而退1：最近喝了几次防感护生汤，这个春天没感冒，眼睛还亮了。以前春天时会感冒，视力会模糊。

敏敏成长：我买来吃了，效果那是好得很！野菜汤的味道不错啊！谢谢您啊！

Jacky晃：今天喝了，胃里暖暖的，非常舒服，身心都放松了。

爱上生活：跟着陈老师食疗养生整整一年了，书中的好多食方都试了，比如春天的防感护生汤、黄豆萝卜汤、绿豆芽拌韭菜、七菜羹，吃了以后感觉身体特别舒服，没有那种无精打采的感觉了。

杨杨：前几年，我和家人经常感冒。近三年来，我坚持在春季每周给家人做一次防感护生汤喝，保护家人不被病毒感染，效果非常好！

允斌解惑

野蛮生长问：陈老师您好，这道汤能用干的牛蒡吗？

允斌答：干的也可以。

26 饮食抗雾霾：抗霾饮、清肺洗尘汤

这几年雾霾天气比较多，各种抗霾的方子也开始流传。但我发现，很多朋友都吃错了。切记：抗雾霾不能盲目地润肺。

肺是很娇嫩的，有一点脏东西就容易痰多咳嗽。这时候不能够吃补肺润肺的东西，否则越吃痰越多。所以，预防雾霾不宜吃大量润肺之品。

治疗雾霾引起的咳嗽，也不宜喝止咳糖浆，因为脏东西要通过咳嗽给咳出来，若此时润肺止咳，则会适得其反，所以中医强调不能见咳止咳，而应清肺消炎，助其一臂之力。

要防霾，我们要搞清楚何为霾。霾是直径小于 2.5 微米（PM2.5）的颗粒物造成的，而肉眼能看见的粉尘直径要大于 70 微米（PM70）。所以，霾与粉尘不一样。粉尘会停留在肺部，而霾的颗粒吸入肺部以后，不仅影响肺，甚至还能入血，循环全身。所以，我们抗霾光保肺还不够，还得要清血毒。

雾霾有什么危害呢？雾霾属于"浊气"，容易伤人体的清阳之气。清阳不升，影响的是人体上半部分。所以雾霾天人们容易在头部、面部和心肺区出现问题。据我观察，这两年每到雾霾季，除了发作咳嗽、鼻炎的人增多之外，皮肤过敏、心肺功能出现问题的人也增加了。

雾霾伤人，更为严重的一点是它可能附着各种工业产生的致癌污染物。当年日本核泄漏时，核辐射便通过空气中的颗粒物四处飘浮。

霾颗粒吸附污染物的原理也和它差不多。

所以，我认为抗雾霾的最佳选择，还得是食物中消炎抗毒的第一名——鱼腥草。它既是强力的消炎药，又可以清血毒，还可以抗辐射。

在前几年，从北京的雾霾变得严重开始，我家坚持每天吃鱼腥草，全家人平安度过了秋冬的雾霾季。推荐给朋友们吃，效果也一样的好。

下面给大家推荐的抗霾饮和清肺洗尘汤，主要材料都是鱼腥草。北方朋友不习惯鱼腥草的腥味，总问有什么能够代替。我要说，如果您真想对抗雾霾，那么我还真想不出来有比它更好的食物。

给大家举一个鱼腥草神奇疗效的例子吧：今年春节，我家阿姨的一个朋友说，她家里的一个侄儿，20多岁，在老家做手术失败，导致严重感染，从外地来到北京住院，持续高烧41℃，挂了4天消炎药水，一点用都没有。我用4斤（2 000克）新鲜鱼腥草榨成汁，装瓶子里，让她带去医院。病人喝了以后，当天就退烧了并且不再反复。

鱼腥草消炎效果就是这么神奇，大家可以原谅它的腥味了吧。

抗霾饮

一、平日预防：鱼腥草茶——适合雾霾多发的日子每天饮用

原料：鱼腥草干品15～30克（药店购买）。

做法：沸水冲泡，焖制10分钟，代茶饮。反复冲泡三次，一天之内喝完。不限次数，不限时间早晚。幼儿减半。

替代方案：新鲜鱼腥草250克，做蔬菜食用（炒、凉拌、煮汤均可）。

二、雾霾天防治：鱼腥草水——雾霾天及雾霾后三天内饮用，因雾霾引起呼吸道不适、咳嗽、鼻炎者可延长饮用时间

原料：鱼腥草干品 30~60 克。

做法：鱼腥草冷水下锅，水不用多，稍稍淹没鱼腥草就可以。大火煮开后 2 分钟，马上关火。煮过的鱼腥草不要倒掉，下次喝的时候还可以加水，用同样的方法再煮一次，再喝。一共可以煮三次，正好够一天的量。也可以连续煮三次，把三次的药汤混合在一起。

替代方案：新鲜鱼腥草 500 克，水开后下锅煮 10 分钟饮用，鱼腥草也要吃掉，可以加糖调味。

允斌叮嘱

不要像熬其他的中药那样长时间地去煮鱼腥草。干品鱼腥草久煮，抗炎成分就挥发掉了。

三、"雾霾病"调理：鱼腥草汁——用于雾霾引起的咳嗽、痰多、鼻炎等

原料：新鲜鱼腥草 1 500 克、带皮生姜 2 片。

做法：鱼腥草和姜片一起放入榨汁机，榨出鲜汁，立即饮用。

允斌叮嘱

鱼腥草出汁不多，1 500 克大约有半杯汁。小孩喝可以加红糖调味。

清肺洗尘汤——全家保健

原料：海带、白萝卜、荸荠、新鲜橘子、橘络（中药店购买）、新鲜鱼腥草。

做法：

① 橘络用清水泡 10 分钟。

② 橘子带皮放进加面粉的清水里泡洗 10 分钟，冲洗干净，剥下皮备用（只要皮）。

③ 白萝卜带皮切片，荸荠去皮，海带切斜方块。

清肺洗尘汤
制作视频

④ 新鲜鱼腥草切成长段；如果是干品，则用纱布袋装起来。

⑤ 把橘络、橘皮、白萝卜、荸荠、海带、新鲜鱼腥草一起放入锅内。

⑥ 加水煮开，继续煮 10 分钟关火起锅。

功效： 清肺，祛血毒，预防雾霾病。

读者评论

囧囧猪 2319602497：陈老师好，我是一所培训学校的前台老师，在我的工作中会遇到很多老师、学生还有家长，每次和他们聊天的时候，都会有人跟我说他感冒了，还有痰多、扁桃发炎、支气管炎等一系列症状，吃了很多药都没有好，然后我就推荐他们喝鱼腥草水。当时这些人还半信半疑，过一周后都告诉我回家喝了很不错，很有效！

雨之龙：中药的药食同源真的神奇，春节后我家人不慎感染流行性感冒，这样一个单方让我们很快走出医院！

Good_73026：我宝宝大便干外加咳嗽，我这几天就煮鱼腥草给他喝，试过几次，效果都明显。

瓶妈鱼女：鱼腥草的消炎效果真的很神奇。我有阴道炎，看了两个医生换了三次药都没多大效果。按陈允斌老师教的方法，自己泡鱼腥草水喝了一个多月，炎症消失了。赞！

文静的开心小筑：鱼腥草真的非常好，年前的时候我们这边上腊坟导致大火烧山，我哥和其他公务员都上山灭火，灭了三天三夜，导致他咽喉发炎，我妈用鱼腥草煎水还加了红枣，喝了几天就舒服了！

萃萃 HK：之前尿路感染，看过陈老师的书就用它煮水喝，好得很快！

天秤座的兔麻麻：鱼腥草是很神奇，我女儿过年后第一次发烧没有用退烧药，喝了两次鱼腥草煮的水，自动退烧，流鼻涕、打喷嚏都没了。

厘厘子 Coco：近段时间由于吃了太多热性的食物，比萨和烤面包，引起上火，导致风热感冒，嗓子发疼，轻微干咳，黄色鼻涕，呼出的气都是热的。想到老师推荐的鱼腥草可以解热毒消炎，去超市买了一把新鲜的煮成水喝了一天，今早起来咽喉舒服多了，而且呼出的气也不烫了。真是好东西！感谢陈老师把它推荐给大家！

慢慢 909：这段时间上火，用了好多药都不见效，无意中想起鱼腥草，在楼下社区中医诊所花十块钱买了半斤，每天一小把煮水喝，才三天，上火症状就基本退下去了，真是谢谢老师。

小召：老公正在戒烟，我天天煮鱼腥草茶给他喝，居然说没那么想抽烟了，太神奇了！

smil3cat：现在是春季了，跟随老师的七辛蔬菜和抗霾排浊茶，我的夜咳吐白黏痰的老毛病也得到了很大缓解。感恩老师，大千世界有幸遇到您。

冰淇淋：接连喝了甘麦大枣汤、玫瑰花茶后，失眠问题有了很大改善，整个人的精神状态都不错，说话更有劲了。继续坚持老师这些可贵的食疗，相信身体会越来越好。

允斌解惑

问：鱼腥草茶现在喉咙痛就喝，很管用，这个会不会太寒

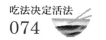

凉，对以后生孩子有没有影响？

允斌答：没有的。

KEVIN 问：陈老师，您好！上海一医院的营养科主任说鱼腥草是有毒的，不能吃。我很疑惑，望陈老师能解答。谢谢！

允斌答：之前我已经详细解释过了鱼腥草是安全食物。国家食品药品监督管理总局也已经对有毒的说法辟谣了。

萍问：最近鼻炎很厉害，我每天喝鱼腥草，感觉鼻子舒服了很多，请问老师可以长时间喝吗？会不会太寒凉了？

允斌答：需要才喝。可以加陈皮保护脾胃。

百合问：陈老师，鲜品鱼腥草要煮几分钟就好？干品开锅2分钟，那鲜的是不是开锅就好？

允斌答：鲜品要煮十多分钟。

27 麦枣安心粥，抗抑郁，抚慰所有不安的心

和所有以梦为马的诗人一样，我也愿将自己埋葬在四周高高的山上，守望平静的家园。

——海子《以梦为马》

2014 年 3 月 26 日，既是著名诗人海子的生日，也是他的忌日。

假如他还活着，正好满 50 岁，但他在 25 年前的生日这天，选择了离开这个世界。

海子有严重的抑郁倾向，在自杀前还出现了幻听、幻觉等现象。假如当时他能得到及时的治疗，或者可以避免悲剧的发生。

海子的病，其实中医早有良方。1 800 多年前，"医圣"张仲景写下了一张千古名方——甘麦大枣汤。这个方子仅仅只有三味药——甘草、小麦、大枣，却有着神奇的疗效。它不仅可以治疗抑郁症，还可以治疗精神紧张，缓解心理压力。

自古至今，用这个方子治好的病例不计其数，现在仍被广泛应用。

甘麦大枣汤的三味药中，两味是食物，可谓平和之极，但效果却不是一般的好。除了治病，还有保健的作用。我们在日常生活中，可以把它变化成一个养生粥来食用。

麦枣安心粥

原料： 小麦 1 两（50 克）、大枣 9 个、甘草 9 克、大米。

做法： 大枣掰开（不可去皮），和小麦、甘草、大米一起煮成粥。

用法： 每日晚餐食用。

功效： 养心，安神，镇静，止虚汗，调理经前紧张症、更年期综合征、小儿多动症、抑郁症、神经衰弱、严重失眠。

允斌叮嘱

① 小麦是整粒的（磨后即为面粉），可以去超市买。

② 药房卖的浮小麦是干瘪的麦子，也可以用。

③ 药房卖的麦芽是大麦芽，不能代替。

④ 甘草不用吃。

读者评论

小鱼儿：由于工作和家事的压力，越来越不开心，偶然接触到老师的食方——麦枣安心粥，喝后顿觉舒畅。

粉红期望：麦枣安心粥，吃这个食方主要是我自己感觉有点焦虑，爱想一件事，吃了觉得还是有帮助的，脸色好像也变好了。

静莲：到了更年期，晚上睡觉出汗，易醒还睡不着觉，吃了一次晚上睡觉好，两三次以后就不出汗了。

冰清玉洁：甘麦大枣汤是老师推荐的张仲景的经典食方，治好了困扰我多年的失眠。

晓鳞：效果立竿见影！我和老公前一阵总是睡不踏实，用了甘草和大枣及网购的麦麸一起煮汤来喝，只喝了四次，现在基本上已经很容易入睡，夜里醒了也可以很快再入梦乡。妈妈一直靠吃安眠药入睡的，这两天也在喝，目前来看也有一定效果。

允斌解惑

问：我婆婆很有可能是更年期综合征，睡眠差得很，偶尔才能睡一下，很多晚上不能合眼，很痛苦。另外，她经常口腔溃疡，嘴巴里多处溃烂且面积大，持续时间长，我觉得跟睡眠严重不足应该有关系。麻烦陈老师帮着分析一下。

允斌答：跟失眠和压力都有关系，用麦枣安心粥的同时，用吴茱萸敷涌泉穴。

Ann问：老师，甘枣小麦粥里能不能放些大米、小米一起熬着喝？不然只有小麦吃得太累。

允斌答：可以放，但是小麦的数量不能少。

28 春季养生大课堂

一、立春后感冒咳嗽一直不好，用鱼腥草食方

问：我妈自从春节感冒发烧后咳嗽一直不好，晨起会咳，喉咙老有痰，睡觉都想咳痰，我看她的痰是黄色的，是不是有炎症？可以用鱼腥草、梨皮煮水喝吗？还是用芹根陈皮茶？这两种哪种更适合我妈喝呢？

允斌答：用鱼腥草加梨皮，加旋覆花 6 克，纱布包起来下锅煮。

二、鱼腥草能退烧吗

问：我宝宝大便干，外加咳嗽，我就这几天煮鱼腥草给他喝，试过几次，效果都明显。不过我还真不知道鱼腥草也可以用来退烧哦。热气的发烧应该可以，受寒的发烧可能就不能喝鱼腥草吧？

允斌答：鱼腥草的效果不是退烧，是消炎。

三、口腔溃疡，舌头长疮用什么食疗

问：陈老师，看你的节目说：冬伤于寒，春必病温。我果然领略到了，嘴巴里口腔溃疡加舌头长疮。现在我该怎么办呢？

允斌答：未病先防，可吃荠菜预防春天温病，已病就得对症下药了，用吴茱萸粉敷脚底涌泉穴。

问：陈老师，我用吴茱萸治好口疮了，今天又有了该怎么办？只

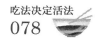

好了半个月，总是这样，是不是应该先排毒呢？

允斌答：湿毒重的话，需要多贴几个疗程。

四、宝宝急性扁桃体化脓怎么办

问：宝宝急性扁桃体化脓，挂水两天，今天去复诊，说只有一点白点了。还要我继续挂，我不想挂，可是又怕恶化。咋办啊？

允斌答：吃生牛蒡。

五、春季睡不好，喝三花舒肝解郁茶

问：春季晚上老失眠怎么办？

允斌答：睡眠是阳归于阴的时间。睡眠不好，阳气不能归位，阴气无法安静，使人阴阳两伤。失眠一晚，对身体的伤害一个月都补不回来。春天失眠常因肝火引起，表现为心烦、急躁、梦多，喝春分三花舒肝解郁茶可调理。

六、鱼腥草真的很凉性吗

问：陈老师，鱼腥草真的很凉性吗？就是怕女生喝多了不好，女生不是怕寒凉嘛。

允斌答：不怕。

七、春天适合喝天麻炖鲤鱼头汤喝吗？

问：几年前按陈老师教的天麻炖鲤鱼头汤喝，经常头痛的毛病好了，之后就再没炖这汤喝，现在偶尔又会头痛，请问陈老师现在春天适合炖这汤喝吗？谢谢！

允斌答：春季可以喝的。还是要放花椒籽做药引。

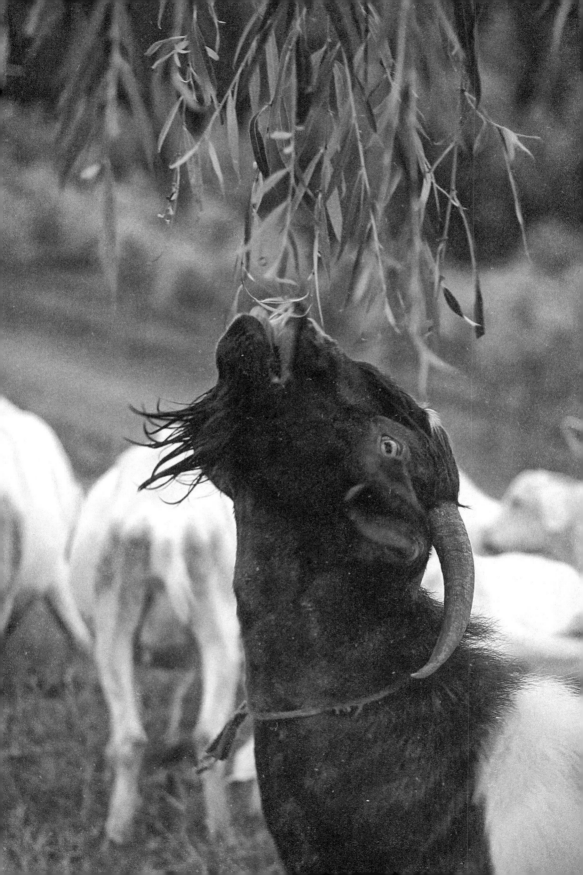

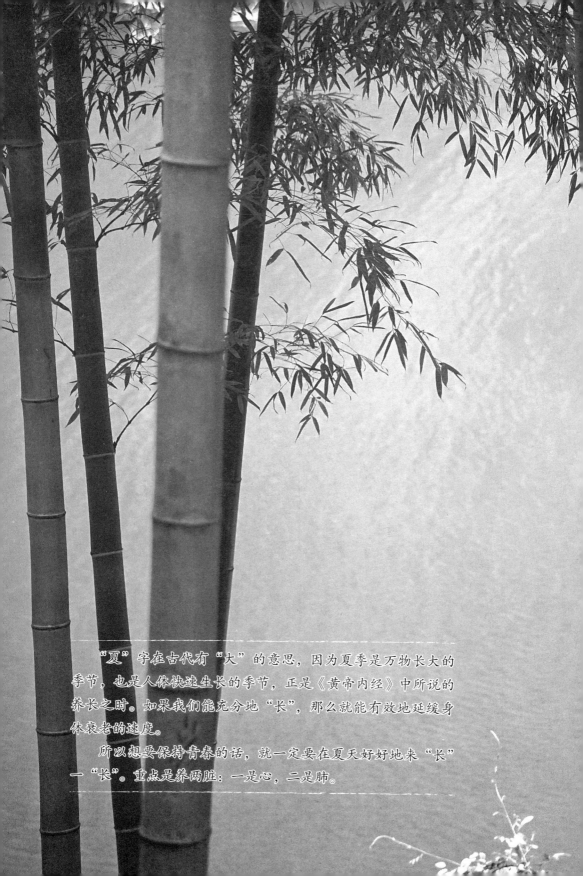

　　"夏"字在古代有"大"的意思，因为夏季是万物长大的季节，也是人体快速生长的季节，正是《黄帝内经》中所说的养长之时。如果我们能充分地"长"，那么就能有效地延缓身体衰老的速度。

　　所以想要保持青春的话，就一定要在夏天好好地来"长"一"长"。重点是养两脏：一是心，二是肺。

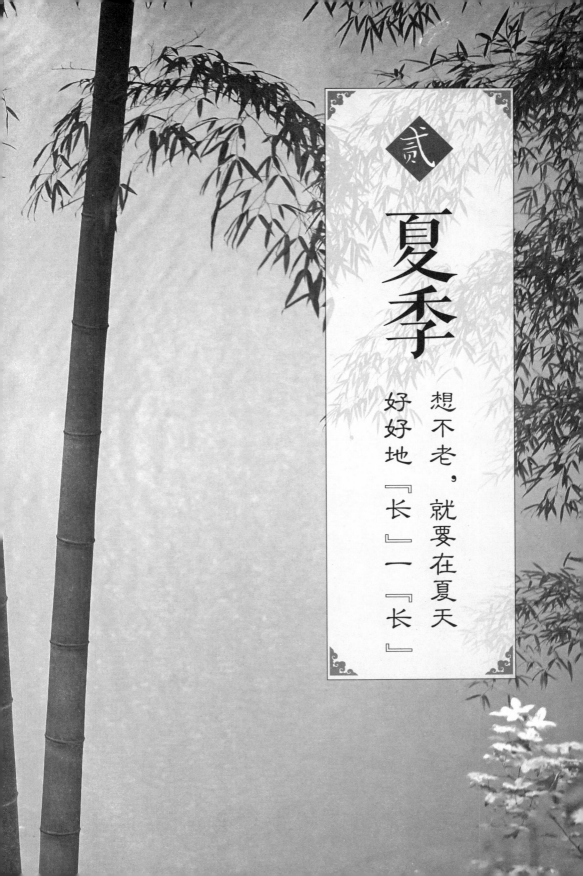

贰

夏季

想不老，就要在夏天
好好地『长』一『长』

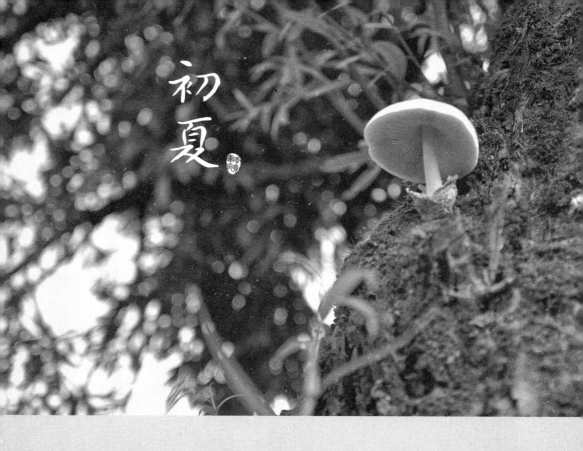

初夏

养生重点：固肾气、排肝毒

○初夏：立夏、小满

节日：母亲节

时间：夏天第一个月

1 如果能充分地"长"，就能延缓衰老

"夏"字在古代有"大"的意思，因为夏季是万物长大的季节，也是人体快速生长的季节，正是《黄帝内经》中所说的养长之时。

古人认为，人是天地的产物，天地之气相感应而生人。春三月，属阳的天气逐渐下降，属阴的地气逐渐上升。到了夏天，天地阴阳之气交汇，人气就开始旺盛地生长了。

做父母的都知道，一到夏天孩子就长得特别快。夏季充足的阳气激发了人体的各种生长机能。举个小例子，夏季每天晒晒太阳，人体所合成的维生素 D 就足够我们使用到冬天了。而维生素 D 是人体吸收钙不可或缺的营养素。孩子要长高，就离不开维生素 D。对于成年人，它能帮助维持骨骼健康，还能调节人体的免疫力，对于预防糖尿病和老年痴呆症也有帮助。而这仅仅是夏季的阳气带给我们的诸多好处之一。

当人体的生长机能被夏季的阳气激发，在小孩身上，就表现为快速长高。那么大人的生长表现是什么呢？新陈代谢加快，以新生的细胞修复老化的身体和机能。

如果我们能充分地"长"，那么就能有效地延缓身体衰老的速度。所以想要保持青春的话，就一定要在夏天好好地来"长"一"长"。

夏天养生，重点是养两脏：一是心，二是肺。

② 夏季要防心火烧过了头

中医认为，在四季中，夏季属"火"，在五脏六腑中，心和小肠组成"心系"，也属"火"，夏天是心火最旺的季节。

火有什么特性呢？火能带来温暖，还能把食物烧熟。心脏温煦血液，小肠把食物转化成营养精微来吸收，都是体现了"火"的作用。它俩努力工作，就能给人体生长提供动力。夏天需要"长"，所以我们的身体会主动把"心火"烧得旺一点，以便促进新陈代谢，快速生长。

"心火"若是烧过了头，就变成了"上火"，心火上炎，引起舌尖长疮、小便发黄，或是心烦、失眠。

如何预防心火上炎呢？夏天是苦瓜上市的季节，苦瓜就有养心阴清火的作用，可以适当地吃一些。

夏天小孩子特别想喝冰的饮料，也是心火过旺的表现。因为舌为心之苗，心火过旺首先表现在舌尖发红，就想给它凉快一下。这时候应该给孩子喝什么呢？**买一个鲜嫩的冬瓜，去皮，切成小块，放榨汁机榨出汁，加一点蜂蜜，拿这个当作饮料让孩子喝，清凉解暑，又能清心火。**

夏季心火旺，加上天热出汗多，而汗为心之液，使心脏负担加重，一定要给心脏休息的时间。**所以，夏天的午睡很重要。时间不要太长，1 小时之内就可以。**

每天上午 11 点到中午 1 点之间，气血循行心经，这个时候让心脏休息一下是很养心的。如果没有条件午睡，稍微闭目静坐几分钟，也能养心神。哪怕是在办公室，或是机场、车站，只要有一张椅子或凳子可以坐，也要用 3 分钟时间来静坐养心。

坐在椅子上，后背挺直，双手手掌平放在双腿的膝盖上，闭上眼睛，全身放松，慢慢地深呼吸。周围的环境即便是吵闹的也没有关系，不去管它，只是关注自身的感觉。就这样安静地坐上 3 分钟或者更长时间。再次睁开眼睛，你会感觉神清气爽。

这个坐姿是中国传统的"正襟危坐"。它的养心奥秘在于手掌放在膝盖上，让手心的劳宫穴与膝盖接触。膝与心是上下关联的，而劳宫穴是保养心脏的穴位，这样就可以达到心肾相交、水火既济的效果，使人心神安定。

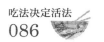

③ 夏季要多吃辛味，发散体内病气

很多人以为秋天才是养肺的季节。其实，中医把五脏六腑的功能都按阴阳划分。养肺也要分阴阳。秋天肺气旺，我们要养的是肺阴，所以需要润肺。而夏天人体毛孔张开，最容易感受外邪，我们需要宣发肺气，将病气发散出去。

夏天怎样宣发肺气呢？需要吃一些辛味的食物。辛味是发散的，能帮助我们祛除表邪，不让它们停留在体内作怪。辛味有发汗的作用，夏天吃还能帮助人体散热。

辛味是辛香四溢的气味，比如麻、辣、辛香等往外散的气味。哪些东西是辛味的呢？各种调料、香料，还有许多气味独特的中药，都带有辛味。

适合夏天吃的辛味食物有两种：

一种是辛温的，比如葱、姜、蒜、花椒、胡椒、辣椒、大料等。夏季热，人体的阳气都浮在表面，脾胃相对是寒的，这时候吃点辛温的食物，还可以开胃，加强脾胃的功能。

另一种是辛凉的，比如桑叶、薄荷、菊花、金银花等。它们可以帮助我们疏散风热，预防感冒，还能解暑。

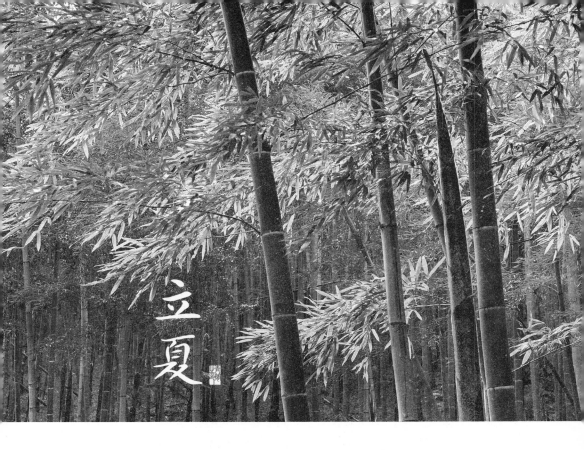

立夏

立夏节气音频

立夏，每年的5月5日或6日交立夏节气。为了在夏天更好地"长"，预防盛夏的炎热耗伤人体正气，从立夏开始就要打基础，重点是固摄肾气，要先给它固住。心肾是相通的，保护好肾气，心的阳气就足，就能给夏季养壮（"长"）提供强大的动力。

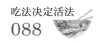

4 一夜熏风带暑来：
立夏时节，固肾开始

夏天是从交立夏节气那一天开始的，也就是每一年的 5 月 5 日或 6 日。一年有"四立"——立春、立夏、立秋、立冬。每一"立"代表着一个季节的开始，是重要的转折点。

每到交"四立"节气的那一天，我们的生活起居一定要顺时而变，特别是要在饮食上有所变化。

为了在夏天更好地"长"，从立夏开始就要打基础，好好地补一下。

立夏节气 15 天，补养的重点是固摄肾气。为了预防盛夏的炎热耗伤人体正气，要先给它固住。而且心肾是相通的，保护好肾气，心的阳气就足，给夏季养壮（"长"）提供动力来源。

立夏来临，此时可以常吃糯米、豆子和鸡蛋来补气。而我们把鸡蛋用核桃壳来煮，固肾的效果更好。

5 立夏的固肾食方：核桃壳煮鸡蛋

核桃壳煮鸡蛋

原料： 核桃壳 6 个（剥核桃时，中间分隔核桃仁的分心木一定要留下，与核桃壳一起入锅煮）、鸡蛋 6 个、酱油适量、盐少许。

做法：

① 核桃壳洗净，放锅中，加清水泡 30 分钟。

② 大火煮开，转小火煮 1 小时，晾凉（如不晾凉就放鸡蛋则容易煮裂）。

③ 将整只鸡蛋（不用去壳）放入晾凉的核桃水内，按自己的口味加入适量酱油和盐，大火煮开，转小火煮 6～7 分钟。

④ 不要关火，用勺子轻轻地敲敲鸡蛋，如果感觉很有弹性，则里面的蛋白已经凝固，此时就可以用勺子将鸡蛋壳敲出均匀的网状裂缝，以便更好地入味。

⑤ 继续煮 10 分钟，关火起锅。

⑥ 浸泡一晚上，第二天吃，鸡蛋会更入味。

功效： 补气，健脾，固肾，预防夏季暑热伤身。

允斌叮嘱

① 酱油和盐根据自己的口味放。如果不想吃咸味的，可以不放酱油，但盐还是要放一点点。盐在这个方子里可以起到药引的作用，引药性入肾经。

② 上面的配方是一家人的参考用量，可以根据人口的多少来加减。每人每天吃 1～3 个都可以，根据自己对于鸡蛋的消化能力而定。

③ 可以一次多煮点，放冰箱吃个两三天。

④ 在立夏节气 15 天中可以每天吃。

⑤ 女性注意避开经期。

这个方子中，核桃壳和分心木是关键。什么是分心木？当我们剥开一个核桃，会看见在两瓣核桃仁之间，有一片小小的薄木片，它将核桃仁分为两瓣，所以叫"分心木"。大多数人吃核桃时，将外壳和这片分心木都丢掉了，实在可惜。

核桃壳和分心木是固摄肾气的宝贝。如果人体的肾气不固，精血就会泄漏，大小便也会固不住，就可能发生长期腹泻、尿多甚至尿血，女性白带过多、崩漏，男性遗精滑泄，老年人夜尿频频，小孩子遗尿等现象。

有上面这些问题的朋友，可以长期坚持用核桃壳（包括分心木）煮鸡蛋吃，并且连汤一起喝掉，效果会相当不错。特别要给家里的老年人吃，有很好的保健作用，能够缓解老年人的腰酸腿软问题，还能预防听力减退和促进睡眠。

读者评论

上善若水：昨天做的核桃壳煮鸡蛋，浸泡了一夜，早晨儿子吃过了，说可香了，我在月经期没吃。上午喝了两杯姜枣茶，暖暖的，很贴心。

因心：我们是从 5 月 6 日开始喝姜枣茶、吃核桃壳煮鸡蛋的，这几天晚上就没起来上厕所了，感恩陈老师！昨天分享给父母，让他们把核桃壳水当茶喝，全家人的身体状况会越来越好！

杨柳回塘：2017 年我生完孩子之后腰疼，到了立夏就按老师的食方吃了核桃壳煮鸡蛋，连续吃了几天之后，忽然发现腰不知什么时候不疼了，赶紧把这个方法推荐给妹妹。

清：孩子之前还会尿床，但是吃了这个之后感觉晚上很少尿床了。

厨娘：书中有很多食方在条件允许的情况下，或者是食材取之方便的情况下，使用了很多。其中我用过最多的是"核桃壳煮鸡蛋"，吃了这个夏天明显好过了，不会感觉烦闷，也没有感冒生病。

文竹：核桃壳煮鸡蛋固肾气真的很好！以前夏天上楼梯总是感觉腿酸软无力，自从吃了核桃壳煮鸡蛋，症状好很多，现在几乎常年坚持吃，除了月经期。

Jingjing：生完孩子后，脚后跟干裂，站久了疼，走路也疼，试了核桃壳煮鸡蛋，现在脚后跟不会干裂，也不疼了。

简单着幸福：核桃壳煮鸡蛋，老人爱起夜，每天吃 3 个，效果不错！起夜真的少了！

允斌解惑

问：早上吃了核桃壳煮鸡蛋，连日来的牙酸和腿沉，竟然好了很多。真的是意外的收获。另外，我喝了煮鸡蛋的汤，可以吗？

允斌答：煮过的核桃壳水是可以喝的，如果想喝，可以少放点酱油和盐。

问：立夏已经过了快 10 天了，我还可以吃吗？鸡蛋和水也可以食用吗？

允斌答：可以的。喜欢的话，可以经常吃。

问：8 岁孩子可以吃吗？

允斌答：大人、小孩都能吃。

问：想问老师怀孕期间按此方法煮蛋吃好吗？

允斌答：怀孕吃米粥煮鸡蛋更好，也不用去壳。

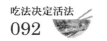

问：核桃壳煮鸡蛋实在太香了，可以经常吃吗？

允斌答：可以的，女性注意避开经期。

问：请问1个人要吃6个这种鸡蛋吗？还是吃1个鸡蛋就可以了？

允斌答：6个是一家人的量，可以放两天。

问：不用整个夏天都吃，是吧？

允斌答：不需要。

问：如果不想入味不敲裂纹缝儿行不行？

允斌答：可以的。煮好后泡一晚上再吃比较好。

问：鸡蛋煮好后一天吃几个？要连续吃几天？

允斌答：立夏之后一周吃这个都很好。至于一天吃几个，您平时吃煮鸡蛋能吃几个就吃几个。我一般每天早上吃2个。

问：老师跪求，煮完鸡蛋的核桃水可以重复用吗？

允斌答：可以的。我家就是如此，每天再加些新的核桃壳。

所见皆风景……问：允斌老师，可以长期给孩子吃核桃壳煮鸡蛋和鹌鹑蛋吗？

允斌答：可以的。

丘峰问：陈老师，我喜欢用核桃分心木泡水喝，一泡就一天，不知道这样有没有问题，或者应该怎么泡。

允斌答：可以的。

大芳问：请问老师，平时可以吃核桃壳煮鸡蛋吗？因为我觉得好吃，我平时都这样吃了。

允斌答：可以的。

青青^_^悠悠问：陈老师，哺乳期可以吃核桃壳煮鸡蛋不？

允斌答：可以的。

猪肉包问：请问核桃煮鸡蛋里面的鸡蛋可以去壳煮吗？那样比较入味。

允斌答：可以的呢。

6 为什么从立夏到头伏要开始喝"神仙姜枣茶"

看过《回家吃饭的智慧》一书的读者都知道，立夏一过，就是一年一度喝姜枣茶的时间了。许多读者头一年喝了之后感受到了效果，第二年早早就数着日子准备好，还到我微博来留言提醒大家。

说起姜枣茶，仅仅用到生姜、大枣这两样食材，但如果喝对了时间、喝对了方法，效果就很神奇，所谓大道至简就是如此吧。

每年喝姜枣茶的时间，是从立夏开始，一直到三伏的前一天为止，是两个月多一点的时间。这两个月，是夏天的前两个月，气温一天比一天升高。

为什么在天气渐渐热起来的时候反而要喝姜枣茶呢？

夏天其实是吃姜最好的季节。秋天是不适合吃姜的。气温升高时，皮肤表面热，脾胃会比较虚寒。我们提前用姜枣茶补补脾胃，夏天会过得舒服一些。经过一冬一春，人体内容易积聚一些病气。喝姜

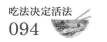
枣茶可以宣发肺气，帮助我们把病邪驱赶出去。

夏季保健所喝的姜枣茶，方法是很有讲究的，以下是它的做法。

神仙姜枣茶

原料：带皮生姜 1 块、红枣 6 个。

原料准备：在洗菜盆中放少许面粉，加入清水搅匀，然后把整块的生姜放进去泡洗 10 分钟，冲洗干净。不要去皮，连皮一起切下 3 大片备用。红枣洗干净，掰开。

做法一：煮姜枣茶

红枣和姜片一起加冷水下锅，煮开后转中火再煮 10 分钟以上。多煮一会儿更好，然后放入保温杯，继续焖泡。可以反复冲泡几次。

做法二：泡姜枣茶

上班的朋友可以用泡茶的方法做姜枣茶：早上把姜切薄片，用保鲜膜包好带到办公室，放保温杯中，加掰开的红枣，用沸水冲泡，盖上盖子多焖一会儿。可以反复冲泡几次。

做法三：煮姜枣粥

允斌叮嘱

煮姜枣粥时，带皮生姜不要切片，而是用菜刀拍扁。大枣掰开。每天早上熬粥的时候，把准备好的带皮生姜和大枣放进去跟着粥一起熬，熬的时间要长一点儿，最好是 1 小时以上。熬大米粥或是杂粮粥都可以放姜、枣。

读者评论

玉兔：老师你好！说到姜枣茶，我受益匪浅。以前我到夏天基本不流汗，但是感觉非常热，很难受，有热气散发不出来。自从跟着老师养生喝了姜枣茶，会流汗了，身体会透气了，皮肤会呼吸了，很舒服，就不感觉难受了。去年整个夏天基本不用开空调了，跟着老师养生，真的学到太多太多了，受益也非常多！

wxj：姜枣茶已经喝了两年了，真的很好，喝了后整个人都是很通透的，感恩老师的分享。

蔚蔚蓝天：立夏第二天开始喝的姜枣茶，到现在也没几天，但是神奇的效果我已经感受到了。以前每天早上起床一定会打喷嚏、流鼻涕，一到夏天就犯的鼻炎会让我整天晕乎乎的。喝了几天姜枣茶，我不但早起不打喷嚏了，而且没有头晕的症状了，我会坚持喝下去。万分感谢陈老师。

漫天飞舞：每年的立夏开始喝姜枣茶，体重一直控制得很好，谢谢老师的提醒哦，大爱陈老师。

徐会：我觉得姜枣茶很好，喝一段时间人的气色好，精神也好！

暖：从立夏开始喝姜枣茶，一直坚持到立秋，没想到在此期间有很多变化：一是下巴长痘不明显了，二是偏头疼的问题也解决了，还有每到冬天就得的重感冒竟然再没出现过。身边的同伴不是打针就是吃药，唯独我没病过，心中暗喜，估计都是喝姜枣茶的功效，在此谢谢老师，感恩遇见您！

杨柳回塘：去年我喝了将近一个月的姜枣茶，发现瘦了10斤，10斤哪！立夏将近，早早地备好生姜、红枣，减肥的季节来啦！

袁湘琴呀：我湿气很重，有时候又久坐，所以脸和手指都会肿胀，手指甚至会和萝卜头一样。坚持喝姜枣茶一段时间后，就有很明显的好转。

爱上生活：喝了整整一个夏天，感觉身上特别有精神，即使没有睡好觉也不会觉得累，喝上这个姜枣茶精气神会特别足。

小翠：前年喝了一个星期，有点上火就没有怎么喝。去年喝了差不多一个月，不怎么上火了，也没那么怕冷了。去年以前，晚上睡觉开不了空调，喝了一个月姜枣茶后，晚上睡觉可以开一晚上空调了！黑眼圈也没那么重了，眼袋变浅了，真的很神奇！今年一定会坚持喝。

嘉蜜：每年的立夏到初伏的前一天，我们家都要喝一味在夏天要喝的、非常好的姜枣茶。我记得以前洗头时掉发严重，喝了之后，现在基本就掉几根。我爸喝了之后，在天气非常炎热的时候竟然一点也不感到难受，真好！感谢老师让很多人受益！

上海小虾米奶奶：喝了姜枣茶后，胃痛好了。秋天的过敏性鼻炎困扰我多年，顺时生活，这两年没有发过。

Amy：我们全家都是老师分享的立夏姜枣茶的受益者。自从开始喝姜枣茶，每年夏天我们全家都不太怕空调了，而且喝了姜枣茶，秋天都少了腹泻的现象。

晓玲_深圳：神仙姜枣茶有暖胃、润肠、祛湿的功效。跟着老师顺时生活，记忆力好了很多，脸没那么黄了，没那么怕冷了，皮肤没那么干燥了。多谢老师！

静静：陈老师的神仙姜枣茶让我在过去的这个冬天不再那么怕冷，不用时刻包得密不透风，感觉整个人都轻松好多！真的很棒！

朝花夕拾：跟着陈老师已经喝了两个夏天了，在炎热的天气里感觉身体特别舒服，朋友见到我都问气色为什么这么好。更神奇的是，从前每到夏季脚背或臀部都会起红疹，越挠越痒，会贯穿整个夏天，都不记得受这个罪有多少年了。自从开始喝姜枣茶，这个现象再也没有出现过。

聆听：我是一个会晕车的人，哪怕有些时候不吐，下车以后也不得了，老晕。睡觉过后，还一副很不清醒的样子，吃饭也没胃口，这时候喝姜枣茶就能缓解所有症状，喝两杯下去，特舒服。

法图麦&杨：对于我这个四肢不温、怕冷有湿之人，自接触到姜枣茶后便爱不释手。甜中虽带辛辣，身心却丝毫没有抵触。相反，那滋味感觉非常舒服、受用。整个夏季，每天上午饮用，身体有了明显改变。月事较前大有改善，身体感觉轻巧了，也不像之前畏寒了。今年我还要继续！

拈花一笑：我觉得喝"神仙姜枣茶"效果特别好，变苗条了，最重要的是往年脚丫丫、手丫丫上那痒死人的小水疱消失了。

dhq：姜枣茶大大改善了我手上的汗疱疹，虽然没完全好，但不像以前那样对我的生活造成困扰。相信今年再坚持喝一年，希望能完全治愈。

美丽人生：老师你好，从立夏开喝姜枣茶，已有一周时间了，感觉胸不闷了。以前吃完饭就喘不过气来，这几天舒服多了。谢谢美女老师！

恬淡心缘：喝了姜枣茶，感觉大便好了，不像以前那么黏，看来有祛湿的作用啊。继续喝下去，谢谢有爱的允斌老师。

允斌解惑

白 flyfly 问：陈老师，喝了姜枣茶后身上发了好多红点点，红点慢慢变大，中间开始脱皮，不知道姜枣茶还能继续喝不？红点不痛不痒，有手冷的毛病，喝了姜枣茶后明显改善了好多。

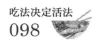

允斌答：这种情况不宜喝姜枣茶，建议现在喝新鲜鱼腥草榨汁。

天使的翅膀问：陈老师，姜枣茶今天没喝完可不可以放到第二天再继续泡着喝？

允斌答：可以的。

李雪问：老师你好，喝姜枣茶后脸上的痘痘就加重，平时痘痘也不见好，反反复复的。

允斌答：面部有痘痘要用鱼腥草和马齿苋。

微信网友问：陈老师，我想问一岁半的宝宝能喝姜枣茶吗？因为宝宝发烧就抽搐，得去医院住院吊盐水，求老师给点建议，万分感谢老师！

答：是否适合喝姜枣饴糖水与宝宝的年龄无关，而是与其体质有关（对照文章中所说的症状来判断）。发烧时暂不要喝。

Luhui 问：感冒可以喝姜枣茶吗？

允斌答：气虚感冒可以喝，风寒感冒去掉枣。

爱医天下问：陈老师，您好！若平常总觉有痰，姜枣茶可放点陈皮煮吗？

允斌答：可以的。

师姐问：陈老师，请问您教的核桃壳煮鸡蛋和姜枣茶孕妇能吃吗？我现在怀孕快 7 个月了。

允斌答：怀孕 7 个月喝姜枣茶有些热性了。该吃豆浆煮鸭蛋去胎毒了。

园蜗蜗 13414566600 问：陈老师您好，我整个春季都在断断续续上火，口腔溃疡好了又来了，到立夏都还没好，还能喝姜枣茶吗？盼回复！

允斌答：先用吴茱萸的方子缓解口腔溃疡。

Lucky 问：老师，我以前特别爱喝热水，自从喝了姜枣茶大有好转，真是感恩呀。请问入伏还可以喝吗？期待您的答复！

允斌答：如果不是特别体寒或是长期待在空调房的人就可以不用喝了。入伏后喝黄芪茶，把气血补足，你会更不怕冷的。

莉莉周问：听陈老师的吩咐从立夏开始全家人喝姜枣茶（加枸杞的），今早妈妈说她和爸爸都觉得喝姜枣茶之后，大便比以前吃力了，是因为加了红糖的关系吗？因为妈妈气血不足，所以给她加了红糖。请问是不是需要换成蜂蜜，或是加百合进去？

允斌答：加罗汉果。

淼心问：老师，我可以在神仙姜枣茶里面加枸杞和花椒一起煮茶吗？谢谢老师！

允斌答：如果妇科寒湿很重可以加花椒。

英子问：老师，我去年坚持喝了 66 天，感觉人气色好，精神好。托老师的福，今年小女也想喝，请问这个量两个人喝行吗？

允斌答：这是一个人的量。两个人加倍。

PENGQIN 问：今天早上煮了核桃壳鸡蛋吃，可今天刚好经期，不知道能不能喝姜枣茶。

允斌答：经期可以喝姜枣茶。但经期前两天核桃壳煮鸡蛋少吃。

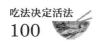

7 夏季食方"神仙姜枣茶"的功效

总结一下，姜枣茶有如下**功效**：

（1）帮助身体排毒。

（2）促进水分代谢。

有些朋友常哀叹自己"喝口水都胖"。其实这不是胖而是水潴留。这样的朋友只要喝上一周姜枣茶，多余的水分排出来，人就会变苗条了。

（3）调和消化系统功能。

生姜和大枣在中医开方时常用在一起，用来调和脾胃的功能。特别是在感冒之后，人往往感觉恶心、想呕吐、没胃口，这时候喝点姜枣茶就可以消除这些不适。姜枣茶对于儿童的脾胃保健也很好。

（4）提高免疫系统功能。

初夏喝了姜枣茶，人体对于各种病毒的抵抗力会增强，不容易生病。

（5）预防下巴长痘。

很多人以为长痘痘就是"上火"。其实，痘痘如果只是在下巴长，尤其是中年女性，往往说明人体的下焦有寒气，是气血不足的一个表现，而不是我们通常认为的什么身体火大的缘故。姜枣茶是用姜来把身体下焦的寒气驱赶出去，用枣来补气血。所以常喝这道茶，对于下巴爱长痘的人调理身体的气血是很有帮助的。

姜枣茶特别适合常年在空调环境工作的人群，比如办公室、商场等。空调的冷风将寒湿带入人体内，引发颈椎病、腰痛、咳嗽甚至肥胖等问题。喝些姜枣茶，可以帮助把这些寒湿排出体外，许多小毛病也随之而解了。

一个朋友坚持喝了一个月姜枣茶，意外地发现自己瘦了6斤。其实这就是姜枣茶使身体新陈代谢的功能加快，排出了多余水分和代谢废物的结果。

8 神仙姜枣茶，百搭回春方

我们还可以对姜枣茶进行一些搭配的变化，来适应不同的人群：

气血虚的女性：加红糖。姜枣茶加上红糖，能增强暖血补血的功效，对女性痛经也有帮助。还可以调理女性手脚冰冷、月经推迟等症状。

肠胃不好的小孩：加麦芽糖。孩子如果面黄肌瘦，胃口不佳，有时还肚子痛，喝姜枣茶时加些麦芽糖，改善脾胃功能的效果更好。

腹泻的人：加绿茶。如果吃了生冷瓜果导致水泻，在泡姜枣茶时加些绿茶，就可以止泻了。

旅途中的人：旅途中如果不方便带生姜，可以用姜粉来代替。

饮"神仙姜枣茶"的注意事项

（1）一定要热着喝，不能喝凉的。做好的姜枣茶，可以用保温的茶杯装着。

（2）最好是上午把它喝完，不要超过中午。

（3）初夏、仲夏喝两个月，到入伏前停止。

（4）如果不是血寒的人，不要一年四季天天喝，特别是秋冬季，容易上火。

（5）内热重（比如上火、口舌生疮、咽喉肿痛等）的人不适合喝。

（6）皮肤病发作期（比如湿疹）不适合喝。

（7）女性孕晚期不适合喝。

（8）女性生理期经量超多时不适合喝。

（9）伤口未愈合者不适合喝。

延伸阅读一：大枣枣皮有什么神奇

在这道姜枣茶中，除了姜，所用到的枣也很有讲究。以前我在书里讲过，大枣不宜多吃，吃多了容易生湿热，引起生痰、发胖、口腔溃疡甚至皮肤病。但是，姜枣茶里一次就用 6 个大枣。为什么敢用这么多呢？因为姜枣茶利用的，主要是大枣枣皮的功效。

很多人都认为大枣是补血的，其实它是气血双补。但要达到补血的效果，就非得要枣皮不可。而且枣皮还有对抗白血病和肿瘤的作用，特别是能降低胃肠道肿瘤的发病风险。

然而我们若是把大枣就这么吃下去，很难完全吸收到枣皮的营养，因为它不好消化，即便在人体消化系统走了一遭还有可能保持着原形。

我们要想利用枣皮的功效，就要给它久煮或者是久泡。现代的提取实验证实，水温高于 80℃，泡的时间超过 1 小时，枣皮的有效成分能够更好地析出。所以我们喝姜枣茶，能够更好地吃到枣皮的营养。泡过的红枣渣，已经没有味道了，可以弃之不食。

延伸阅读二：夏季神仙姜枣茶与感冒姜汤的区别

有些朋友以为喝姜枣茶就等于喝治感冒的姜汤，再吃几个大枣。那可领会不到姜枣茶的妙处，反而可能吃上火。实际上，姜枣茶与感冒姜汤有很大的区别。

（1）带皮和不带皮的区别

姜肉是发汗的，姜皮却是止汗的。感冒喝姜汤，姜要去皮，以便通过发汗来发散风寒。夏季喝姜枣茶，姜皮一定要保留，以免发汗过多，损伤人体的正气。

（2）久煮和快煮的区别

生姜快煮发汗，久煮温中。感冒煮姜汤，时间要短，入锅煮2～3分钟就好，才能保留生姜发汗的功效。而保健姜茶，最好是久煮或久泡，这样喝下去不太发汗，而是会感觉肚子里暖洋洋的，很舒服。

（3）喝的时间有区别

治病用姜汤，一旦受凉感冒就尽快喝，不拘时辰。而保健的姜枣茶，则最好在每天的中午以前喝完。为什么？在《回家吃饭的智慧》里讲过，过午不食姜，否则伤心肺。

允斌解惑

问：又可以喝姜枣茶了。去年听老师的建议立夏开始每天上午一杯姜枣茶，一喝一身汗。真的不错啊。感觉没有以前夏天那么容易疲劳无力！关键是我发现下巴爱长痘的问题好多了，好开心。今年买了一袋姜粉，把它们用茶包装好，方便些，不知道会不会影响效果？

允斌答：用姜粉也可以，会更热性一些，所以量要少。

问：有痰湿体质的人能每天喝姜枣茶吗？我是陈老师的粉丝，超喜欢你的节目。

允斌答：只要不是湿热就可以喝的。大枣只泡水，不要吃。

问：经常听到老人说冬吃萝卜夏吃姜，那为什么夏天要多吃姜？姜吃多了要上火啊！

允斌答：为什么夏天适合多吃姜？因为天气变热后，人的毛孔张开，容易感受外邪，同时食物中的细菌繁殖也快，容易病从口入，而吃姜可以杀菌、抗病毒，增强抵抗力，还是解暑的良药。

同时，夏季用姜可以开胃、促食欲。另外，夏天人们爱开空调，吃生冷，而姜能温补，常吃姜暖暖脏腑很有必要。

9 母亲节：献给母亲的孝心茶——萱草忘忧茶

墨萱图

元·王冕

灿灿萱草花，罗生北堂下。

南风吹其心，摇摇为谁吐？

慈母倚门情，游子行路苦。

甘旨日以疏，音问日以阻。

举头望云林，愧听慧鸟语。

一个好的节日可以跨越国家界限和种族差异，比如母亲节。我们不必在乎它是从哪里起源的，重要的是我们可以借此机会表达对母亲的爱和敬意。

国际上比较普遍采用的母亲节日期，是在每年5月的第二个周日，也就是5月8日到14日之间的一天。 而在中国，也有人倡议设立"中华母亲节"，因孟母为中华母亲的典范，故将日期定在孟子的生日四月初二，推算起来也是在阳历的5月初。

这个时候正值初夏，风和日丽，而中国的母亲花也应景而开了。

美国人送母亲康乃馨，这个习俗仅有百年的历史。作为中国人，我们可以送在中国文化中盛行了几千年的母亲花——萱草。

古人把萱草称为"忘忧花"，因为它有解忧郁的药效。古人远行之前，在母亲所居住的北堂前种下萱草。"萱草生堂阶，游子行天涯"，希望母亲能不为思念所苦。

萱草是在春天生叶，夏天开花。唐代诗人孟郊据此写过一首著名的颂母诗：

游子吟

慈母手中线，游子身上衣。

临行密密缝，意恐迟迟归。

谁言寸草心，报得三春晖。

诗中所说的"寸草"就是萱草。三春即春天的三个月：孟春、仲春、季春。诗人将母亲对孩子的关爱比为春天的暖阳。经过三春的阳光滋养，萱草在初夏开出了灿烂的花朵，替游子为母亲解忧疗愁。

　　萱草真的是一味解忧药。我们平时吃的黄花菜（金针菜），就是黄花萱草的花。它不仅是煲汤做菜的好食材，也是一味好药：可以解气郁，止疼痛，降血脂，调理更年期症状，令人心气平和，还能预防皮肤松弛，是送妈妈的好礼物。

　　黄花菜性微凉，肠胃功能不好的人，当菜吃的话不能多吃，可以泡茶来饮用。母亲节到了，我们就给妈妈奉上一杯忘忧茶吧。

萱草忘忧茶

原料： 干黄花菜 25 克、蜂蜜 2 勺。

制作方法： 用沸水冲泡，焖制 20 分钟后，调入蜂蜜，趁热饮用。

功效： 滋阴，理气，解郁，止痛，健脑，安五脏，抗衰老。

黄花菜的营养价值：

① 预防老年智力衰退。

② 降血脂，保健心脏。

③ 增强皮肤的韧性和弹力，预防皮肤衰老。

④ 消炎解毒。

允斌叮嘱

① 哮喘患者忌服。

② 黄花菜只能用晒干的，新鲜的黄花菜不可食用！

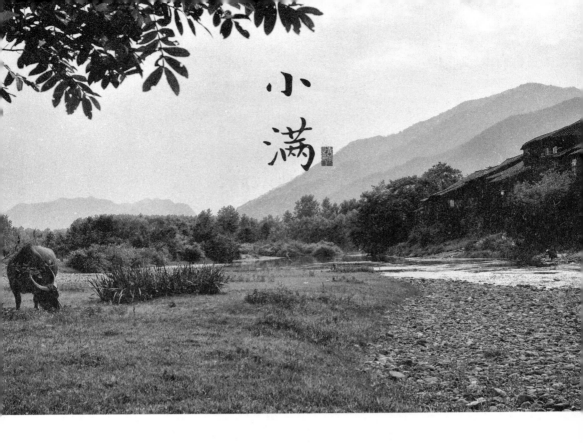

小满

　　小满，每年 5 月 20 日到 22 日之间，当太阳到达黄经 60°那一时刻，交小满节气。"小满者，物至于此小得盈满。"此时，通过在春天对脾的滋养，立夏对肾气的固护，身体储备了足够的能量，达到了"小得盈满"的状态，可以快速生长了。

　　为了给身体的生长加把力，我们可以吃梅接命……

10 小满时节，将满未满，一切都是刚刚好

　　每年 5 月 20 日到 22 日之间，当太阳到达黄经 60°那一时刻，交小满节气。古人解释"小满"的意思是："小满者，物至于此小得盈满。"对农家来说，这意味着夏熟作物的籽实开始灌浆，但还没完全成熟，尚未大满，故称之为小满。

　　不仅是谷物，其他春天早发的植物，在此时也都积蓄了丰富的营养。许多以叶、花、籽入药的中草药到了药性最好的时候。上古的时候，就规定药工在这个时候要采收各种草药。从此时起到端午节前后，都是采药的好时机。

　　比如很多人家里都种的金银花，这段时间就可以采摘了。每天清晨，在露水刚干的时候，选择还没有开放的那种青白色的花蕾，轻轻摘下来，放在阳台通风的地方晾干。注意不要在强烈的阳光下暴晒，否则就会失去香味。初夏采摘的金银花，留着到盛夏时泡水来喝，是清心消暑的佳品。关于金银花的用法，在后面讲盛夏饮食的章节会继续介绍。

　　有心的朋友会发现，二十四节气之中，只有小满，却没有"大满"。这是为什么呢？在我看来，这恰好体现了中国传统文化的理念。

　　大满并不是古人所追求的完美境界。月满则亏，水满则溢，一切达到极致后必然走下坡路。而"小得盈满"，是将熟未熟，将满未满，

还有向上的空间，还可以"继长增高"，这才符合中国人的理想。

小满节气，天地间充溢着旺盛的阳气，但阳气还没有达到顶点。若是阳气达到顶点，就会由盛而衰，所以此时是刚刚好的。我们通过在春天对脾的滋养，立夏对肾气的固护，身体储备了足够的能量，达到了"小得盈满"的状态，可以快速生长了。

⑪ 小满时节，吃梅接命

夏天的"长"，并不是长赘肉，而是长筋骨、长肌肤、长精力。这种长不仅不会使我们发胖，反而会使身体变得更苗条、更结实、更加有活力。

为了给身体的生长加把力，小满时我们要先给身体减轻负担。减一减体内多余的脂肪，同时排出蓄积的毒素。正好，这个时节，一种特别有中国味道的水果上市了，它能够帮我们完成这个工作。

这个中国味十足的水果叫梅子。它既是食物，也可以制成中药，是小满时医家要采的中草药之一，此时的梅子最为肥美。

梅子有早熟和晚熟品种，早熟的 4 月就上市了。入药以生长期长的为好，所以在小满前采摘。

7 000 多年前，祖先就懂得种植梅树，用梅子来给食物增加酸味。在醋发明以前，梅子是人们每日使用的酸味调味料。现在我们用盐和醋，而先民用的是盐和梅子，所以《尚书》中有"若作和羹，尔惟盐梅"的句子。在先秦时代，梅子和盐是芸芸众生日日烹调不可或缺的主调料。

在出土的青铜器中，曾不止一次地发现有梅核与动物骨头在同一件烹饪器具中的情况。这说明古人把梅子和肉一起来煮，这样可以去腥膻、解油腻。现在广东人吃烧鹅，还是会配上一碟酸甜的梅子酱，以解鹅肉的油腻。

梅子分解油脂的能力的确很强，是天然的降脂药。它含有丰富的果酸，比如柠檬酸、苹果酸等，这些都是分解脂肪的能手。所以，**吃梅子既能降低血脂，又能减去皮下脂肪，让人变得苗条。**

有一次，我在电视节目中讲梅子，新鲜的梅子刚端上台，主持人拿起一个就咬了一口，酸得他一时说不出话来。他可能不知道，梅子是非常酸的，甚至比山楂更酸。

为什么梅子那么酸？古人认为，一般果树是在春天开花，而梅在冬天开花，到初夏时果实成熟，其结果期经历了一个完整的春天，得到了"春之全气"。春气在五脏中属肝，在五味中属酸，所以梅子的味道特别酸，而且这个酸味专入肝经。

梅子是肝脏的保健水果，它可以增强肝脏的解毒功能，消除疲劳，软化血管。它还能调节肠道的功能。有的人肠胃不太好，吃了不干净的东西后，腹泻几天都好不了，用梅子就可以治疗。

别看梅子这么酸，它却属于健康的碱性食物，可以净化血液、预防癌症。在南方民间流传一句话：吃梅接命。说明古人早就发现吃梅子可以延长寿命。

12 "忆昔好饮酒，素盘进青梅"

梅子怎么吃呢？梅子太酸，直接食用伤牙齿，所以人们发明了梅子的各种制法。梅子的上市时间一般只有两三周，小满前后，新鲜梅子大量上市，我们可以多买一些，做一瓶青梅酒，或熬制一瓶冰梅酱，保存起来，慢慢地吃一年。

梅子的果实一开始是青色的，称为青梅。自从罗贯中在《三国演义》中绘声绘色地写了曹操与刘备"青梅煮酒论英雄"后，很多人都向往喝那一壶酒。其实，曹操请刘备喝的是煮酒，只是酒桌上摆了一盘青梅作为佐酒之物。

青梅是古人常用来醒酒的果品，因为它可以解酒毒。饮酒时品梅是古人喜欢的初夏时令雅事。比如在三国时代后200多年，南朝的鲍照就写过"忆昔好饮酒，素盘进青梅"。后代的诗人对此也多有吟咏。可见古人在生活中处处讲究养生的细节，即使是畅饮美酒的时候，也不会忘记。

青梅酒是有的，但不是话梅煮黄酒那种喝法，而是泡酒。浙江、福建等青梅产地，人们爱泡青梅酒来喝。用青梅泡的酒，酸酸甜甜的，有股梅子的香味，酒精度降低很多，不容易伤肝。这酒喝了以后能使人安睡，对关节炎的患者也有好处。

青梅酒还有一个用处：它可以用来代替料酒做菜，去腥解腻的效果更好。烧鱼或炒肉的时候，到了需要放酒的步骤，开旺火，取1小勺青梅酒往锅里转着圈一淋，酒气立刻升腾，鱼肉的腥膻气味随着酒味蒸发得一干二净，梅酒的酸甜则留了下来，增加了菜的鲜味。

13 接命食方一：青梅酒

做青梅酒的方法很简单，将青梅、白酒与糖或蜂蜜一起放入玻璃瓶里泡制就可以了，比例可以按各人的喜好。下面是其中一种做法：

青梅酒

原料：青梅2斤（1000克）、白酒3斤（1500毫升）、红糖（或老冰糖、蜂蜜）半斤到1斤（250~500克）。

做法：

① 青梅用盐水泡一会儿，冲洗干净，沥干水分，放进广口玻璃瓶。

② 在瓶里先放一半的糖，然后倒入白酒，不要太满，到瓶子的五六分满就可以了。

③ 盖好盖子，放在阴凉避光的地方。

④ 等先放的糖完全溶解了，再把剩下的另一半糖放进去。

青梅酒
制作视频

⑤ 三个月以后就可以喝了，泡一年以上味道更好。

允斌叮嘱

① 关于白酒的度数：本书第一版写的是可以用低度酒。但近几年深入研究发现，现代白酒的生产工艺是用高度数的原酒加水及其他辅料勾兑来降低度数。因此不建议用低度酒了。

② 有一种做法是把青梅用水焯一下再泡。这样泡出来的梅酒不够清澈，需要滤渣。以前的人用井水或者河水，怕水源不够清洁，所以烧开水来焯过更保险。现在我们用自来水，已经没有这个顾虑了，所以可以不用焯水。

③ 青梅很酸，所以需要加糖来调和。量可以根据个人喜好，怕酸就多加一点。关于糖的选择：加红糖、老冰糖或蜂蜜都可以。以前的人做青梅酒，考虑成本问题，就放便宜的老冰糖（黄冰糖）。但现在市面上的冰糖基本为工业生产，已无过去老冰糖的药效（市场上宣称"老冰糖"的大多不真实），因此建议用红糖或蜂蜜为好。

④ 糖的量可以根据个人的喜好，喜欢甜就多加一点。

读者评论

净心：5月23日按老师的配方做了青梅酒，今天开封，味道美极了。原想过段时间再开，老公等不及了。尝过之后直竖大拇指，并且说一定要带给他的朋友们品尝。这个配方简单、易做，味道可以和日本的梅子酒媲美。

14 接命食方二：酒梅干

其实，一坛青梅酒，最吸引我的不是酒，而是里边的酒梅。泡过酒的青梅一定要留下，它是可以吃的，而且很好吃。

酒里的梅子，捞出来以后就能直接吃。当酒喝完之后，还可以把里面剩下的梅子放阳光下晒几天，晒成酒梅干。日晒以后，酒梅的表皮收缩发黑，变得像话梅似的，可以保存起来当零食吃。

如果你泡酒的时候放的糖比较少，酒里的梅子吃起来酸，还可以把这些梅子单独放在一个玻璃瓶里，放些白糖（一层梅子一层糖）腌制一段时间再吃。

晒干的酒梅，酒味已经挥发了，小孩也可以适当吃些。这种梅干可以消食开胃，还有止咳的作用。小孩喉咙干痒想咳嗽的时候，吃点酒梅就能缓解。

15 接命食方三：冰梅酱

梅子成熟时变为黄色，称为黄梅。江南有梅雨季节，这就是"梅子黄时雨"。黄梅与青梅相比，更有健脾和胃的效果。小满后，梅子开始变黄，还没有完全熟透，这种九成熟的梅子最适合用来做冰梅酱。熬出来的酱酸酸甜甜的，酸而不涩，甜而不腻，颜色也好看。

冰梅酱

原料：新鲜梅子1斤（500克）、老冰糖（或红糖、蜂蜜）半斤（250克）、少许盐。

做法：

① 梅子洗干净后，在凉水里加大约10克盐，把梅子泡在盐水里24小时，去除涩味。

② 锅里加满水，把梅子放进去，用中火煮开，把锅里的水倒掉。

③ 用锅铲把梅子压碎，使果肉和果核分离。然后加少量水，放糖，再放大约1克盐，用小火熬制，一边熬一边用锅铲翻动，注意不要粘锅。一直熬到果肉与糖融合，锅里开始冒大泡泡就关火。

④ 把带梅子核的那部分酱挑出来，单独装在瓶子里备用。把剩余的果酱装在玻璃瓶里，晾凉，放冰箱里保存。

用法：

① 熬好的冰梅酱可以用来当果酱吃，也可以做烧烤的蘸料，配烤肉（鸡、鸭、鹅或猪肉）滋味绝佳。

② 带梅子核的酱吃起来不方便，可以每次取一些，放锅里加点水，再煮一次，当酸梅汤喝。

允斌叮嘱

① 装冰梅酱的玻璃瓶用开水煮一下消毒，每次取的时候用无水无油的勺子，这样冰梅酱才不会变质。

② 用冰糖比较便宜，但由于现在几乎找不到老冰糖，我是用蜂蜜或红糖来熬冰梅酱。蜂蜜熬出来的颜色晶莹，红糖熬出来的颜色深一些，都很好吃。

冰梅酱
制作视频

入夏后，天气越来越热，人容易没有胃口，吃冰梅酱可以开胃，促进消化。它还能促进皮肤的新陈代谢，保持皮肤的健康。有的朋友肝气旺，脾气比较急躁，脸颊两侧靠近耳朵的位置容易长一些细小的类似粉刺的东西，长期不消，这是皮肤角质化的表现，常吃梅子酱会有所改善。

夏季的风热使人口干舌燥，吃梅子酱能生津止渴。

16 梅子是"返老还童激素"

我们都知道"望梅止渴"的故事：三国时，曹操带兵出征，找不到水源，三军皆渴。曹操说："前有大梅林，饶子，甘酸可以解渴。"士兵们一想到梅子，嘴里不由得流出口水，一鼓作气往前走，终于找到了水源。

如果你吃一口梅子，就会感受到它的那种令人两颊生津的酸，连两个腮帮子都酸得流出了口水。这是因为梅子刺激到了我们的腮腺。

在我们的口腔里，有几个部位的腺体负责唾液的分泌，它们的成分有些区别。**在腮腺所分泌的唾液中，含有一种蛋白类激素——腮腺素，它可以使人年轻，所以有人把它美称为"返老还童激素"。腮腺激素能增加人体肌肉、血管、骨骼和牙齿的活力。经常吃梅子，会刺激腮腺分泌腮腺素，让皮肤更有弹性。**

宋代梅尧臣在一首《西施》的诗里有两句："食梅莫厌酸，祸福不我猜。"吃梅子酸得流口水，原来是帮助我们保持青春容颜的好事情呢。

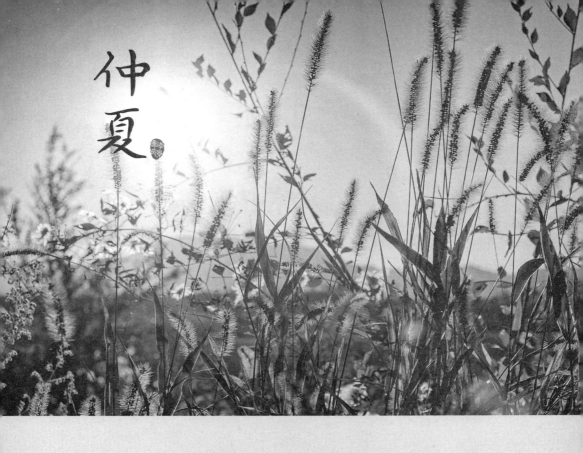

仲夏

○仲夏：芒种、夏至

时间：夏天第二个月

节日：端午节、父亲节

养生重点：补心血、防五毒

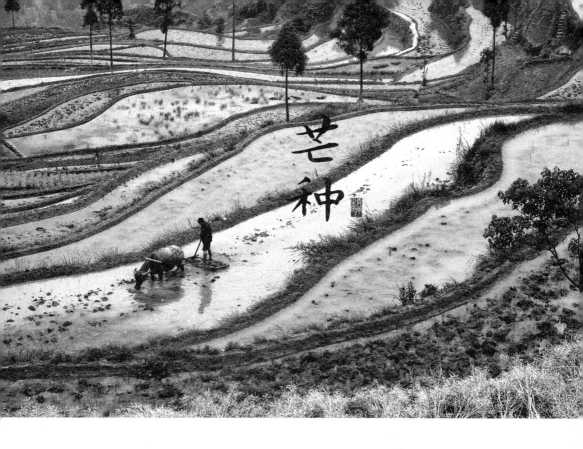

芒神

芒种节气音频

　　芒种，每年的 6 月 6 日左右交芒种节气，进入夏天的第二个月——仲夏。这个月，天地之间的阳气到了最旺盛的时候，人也到了生长的高峰期。如果这段时间保养不好，就丧失了一年中最宝贵的修复人体老化的机会。

　　这个时候我们怎么给身体增加快速生长的动力呢？

17 芒种时节，
修复人体老化的大好机会来了

　　每年的 6 月 6 日左右交芒种节气，进入夏天的第二个月——仲**夏。这个月，天地之间的阳气到了最旺盛的时候。**我们不要急着关闭门窗开空调降温，最好尽量打开家里的窗户，让阳光晒进来，让新鲜的空气流通，以便吸收自然界的阳气。

　　仲夏之月，天地之气相交，万物蕃秀，人也到了生长的高峰期，我们身体的新细胞会长得非常快。如果您想保持青春、延缓衰老，这就是关键时期。如果这段时间保养不好，就丧失了一年中最宝贵的修复人体老化的机会。

　　这个时候我们怎么给身体加点促进快速生长的动力呢？需要养一养心。夏气与心气相通，夏天我们之所以快速地生长，要靠心脏的阳气推动。正好，这个时候，有一种养心的水果上市了，就是樱桃。

18 樱桃，心脏的阿司匹林

　　樱桃可以说是心之果：养护心脏的水果。中医认为樱桃可以补心

气，养心血。而国外的营养学者索性把它叫作心脏的阿司匹林。

阿司匹林有抗血栓形成的作用，可以用于心脑血管病。而樱桃比它的作用更胜一筹。樱桃是活血暖心的，不仅使血脉能够畅通，还能温暖心阳。阿司匹林会使人发汗，长期使用，人就容易阴虚。而樱桃不会使人虚，反而还有补心血的作用。一般水果含铁不多，而樱桃却含有很多的铁，大约是苹果的几十倍，缺铁性贫血的人吃樱桃就有帮助。

大小樱桃的功效有什么区别

樱桃不仅养心、养血，也能养颜。樱桃是生阳气的，吃了以后会使人感觉很有精神，手脚都有力量。

市面上常见的樱桃分三类，每一类的营养成分和功效各有侧重：

一类是大樱桃，是一百多年前才开始引进的西洋品种，叫欧洲甜樱桃，在北方种得多。进口水果中的车厘子，也是大樱桃的一种。车厘子就是英文的樱桃（cherry），按发音翻译来的。大樱桃对于低血压的女性很有帮助。

一类是小樱桃，是中国原产的，叫作中国樱桃。如果要论对心脏的保健作用，小樱桃比大樱桃还要好些。

一类是毛樱桃，这种樱桃原来是野生的品种，更小，皮很薄。普通樱桃的果柄长长的，而毛樱桃的果柄很短。毛樱桃相对来说比较酸，肉少，核大，不是那么好吃，但是它的食疗作用却很强。毛樱桃有治疗关节炎的功效，而且它不容易使人上火。因为普通樱桃是温性的，而毛樱桃偏于平性。

洗樱桃有讲究

洗樱桃有一点要注意：洗之前不要去掉果柄，否则洗时果肉会被污染，应该洗干净之后再把果柄摘掉。

古人认为樱桃结果时怕下雨，经雨则易长虫。应该是由于下雨气温比较低，结果的时间晚，更容易被果蝇产卵在上面孵化出小白虫。万一有的话，这果蝇的幼虫也不用太担心，我们只要把它泡洗掉就行了。买回来的樱桃，用淡盐水泡上 10 分钟，小虫子就爬出来了。这时再把樱桃冲洗干净就可以吃了。

哪些人不适合吃樱桃

樱桃是温性的，正在上火的时候不要吃，风热感冒、咳嗽的时候也不能吃，特别是小孩子咳嗽的时候禁吃樱桃。樱桃生阳气，所以也是一种发物。过敏性咳喘、皮肤病急性期不能吃樱桃。

⟳19 芒种饮食禁忌

古人于芒种之日"送花神"，因为春花已谢，"绿叶成荫子满枝"，植物结出了籽实。有的植物刚开始结果，而有的已经抢先成熟。芒种节气阳气最盛，此时先熟的籽实也带着充足的阳气。水果中，樱桃为"百果之先"。粮食中，麦子新熟。豆类中，新鲜蚕豆上市了。它们都能给我们的身体补充阳气。

　　但是我们尝鲜的时候要注意，这些应季的食物不是人人都可以吃的。体内有湿热、正在上火、感冒咳嗽，或是有过敏症的人一定要当心，这几样食物新鲜时都是"发物"，容易使旧病复发。

　　刚收的小麦，只能是整粒地煮着吃。在农村，人们不用新麦来磨面。小麦在收获以后还有一个后熟的过程，所以最快也要再等两个月才能磨成面粉。

　　新鲜的蚕豆好吃，但很发，有皮肤病的人一定避免。

20 芒种时节的食方一：樱桃甜汤

　　芒种节气时，大量上市的是小樱桃和毛樱桃。因为这两种樱桃最早成熟，是真正的"百果之先"。而大樱桃要晚半个月。我们可以去市场买一些便宜的小个的樱桃回来，煮一锅补气血的樱桃甜汤。

芒种时节的樱桃甜汤食方一：樱桃鸡蛋汤

樱桃鸡蛋汤

原料：樱桃、鸡蛋、醪糟（酒酿）。

做法：

① 樱桃用盐水泡10分钟，冲洗干净，然后再去掉果柄。

② 锅里放清水烧开，舀几勺醪糟放进去，再放樱桃一起煮几分钟，保持大火，不要盖锅盖。

③ 把鸡蛋打散，倒进锅里，用筷子迅速搅散成蛋花，关火起锅。

功效：补心血，滋润皮肤，调理气血亏虚、身体虚弱、脸色苍白，改善睡眠。

樱桃鸡蛋汤
制作视频

芒种时节的樱桃甜汤食方二：樱桃糖水

如果买到酸的樱桃，不想直接吃，可以这样煮汤喝，也可以煮樱桃糖水给孩子当饮料喝。

樱桃糖水

原料：小樱桃、白砂糖。

做法：

① 樱桃用盐水泡洗干净，放碗里，用勺子背尽量压破，放白砂糖腌一会儿。

② 锅里水烧开，把腌过的樱桃放进去，煮几分钟关火。

③ 把樱桃核过滤掉，剩下的樱桃糖水就可以喝了。

④ 可以放冰箱保存几天。

樱桃是不能一次性多吃的，吃多了会上火。最好是每天适度地吃一些，坚持一段时间，但樱桃上市时间很短，特别是小樱桃和毛樱桃很难保鲜。它们的皮太薄，采摘之后最多放两天。如果想持续地补，我们可以把樱桃泡成酒来喝。

读者评论

温暖：每年五月末樱桃上市开始，每天早上一碗樱桃酒酿鸡蛋汤，一直吃到七月中旬樱桃过季。樱桃补心血效果特别好，每年六月中旬做樱桃酒，这样一年里有八个月可以吃樱桃补心血。

21 芒种时节的食方二：樱桃酒

樱桃酒

原料： 毛樱桃 1 ～ 2 斤（500 ～ 1 000 克）、白酒或黄酒 5 斤（2 500 毫升）。

做法：

① 把毛樱桃用盐水泡洗干净，沥干水分。毛樱桃皮薄容易破，要轻轻地洗。

② 把毛樱桃放在干净无油的玻璃瓶子里，再把酒倒进去。

③ 盖上盖子，10 天之后就可以喝了，过一两个月更好喝。

④ 每天半两到 1 两（25 ～ 50 毫升），分两次喝完。

功效： 调理风湿病、腰腿痛、四肢麻木，对偏瘫患者也有保健作用。

允斌叮嘱

① 不喝酒的人，可以吃泡过的樱桃。泡过酒的樱桃还可以用来做蛋糕。

② 如果酒的度数高，可以多放些樱桃。

③ 泡的时间越长，酒精度越低，就可以多喝一点。

樱桃酒有活血暖身的功效，对于嘴唇发乌发紫、经常四肢冰冷的人有好处。它还能治冻疮。以前南方冬天没有暖气，许多人长冻疮。从酒里捞两颗樱桃出来，切成两半，用果肉的部分擦长冻疮的手脚部位，坚持三天就能好了。

允斌解惑

金铃问： 老师，我膝盖风湿很厉害，买了毛樱桃准备泡黄酒，但不知道您说的度数低是多少度呢？想买点绍兴古越龙山的12°的黄酒试试，但又不知道会不会太低，所以还没买。盼复，谢谢！

允斌答： 内服可以用黄酒，外擦需要度数高一些。

向日葵问： 老师，现在早上喝姜枣茶，下午泡的玫瑰花有时喝不完可以放冰箱第二天喝吗？还有樱桃黄酒要放冰箱还是自然放外面？

允斌答： 可以的。樱桃酒放外面。

莹莹问： 陈老师，请问我做的樱桃酒好几个月了，现在还能喝吗？

允斌答： 可以的。

22 端午节，好好祛邪

农历的五月初五是端午节，它可以说是古代的全民卫生节。端午节是属于仲夏的节日，端午的养生不只限于这一天，其实是可以延伸到整个农历五月的。

端午，在南方也称为端阳，因为"五"代表"阳"。此时是天地阳气到达顶点之时，也是各种病邪毒虫活跃的时候。因此，古人认为五月是"恶月"，故设端午节来祛邪。

端午节的各种民俗，都是为了祈求平安、健康和长命吉祥。古人以香草挂门，使千鬼不窥其户；以兰艾沐浴，使万病不入其身；并以五色丝线缠臂，称为续命，寓意延长寿命。

今天我们怎样过好端午节呢？不只是吃粽子那么简单，而是要做好养生七件事，把握老天爷给我们安排的卫生保健的好机会。

23 家悬艾蒲，净化空气驱蚊虫

小时候，每到端午节，就有小贩采来新鲜的艾叶和菖蒲，扎成一捆一捆，沿街叫卖："菖蒲哦，艾哦，洗澡药哦……"妈妈会去买一捆回来，倒挂在家里大门上。

端午时，家家户户在门前悬挂艾草和菖蒲，认为可以辟邪、保平安。这不是迷信，是科学。艾叶和菖蒲叶在端午节时药性最好，它们含有挥发性的药性成分，能散发浓烈的香气，可以杀菌、避虫。蚊虫们闻到后会退避三舍，空气也得到了净化，相当于给家里用了除菌剂。

做法：

① 在市场上买一些新鲜的艾叶和菖蒲，用绳子扎好，倒挂在门口。

② 顺便放一把在家里空气不好的地方，比如厨房和卫生间，起到空气清新剂的作用。菖蒲可以吸油烟，挂在厨房很不错。

③ 用过的艾叶和菖蒲不要丢掉，它们是很好的中药，可以用来煮水泡澡，能起到祛湿祛毒的作用。

④ 找不到新鲜的艾叶怎么办？可以取艾灸用的艾条（其实艾条就是把干艾叶搓成艾绒以后制作成的），点燃了在家里到处熏一下，特别是要熏角落里边，因为边边角角容易滋生病菌，蚊子也大多会在那里藏身。老上海有一种烟熏药，端午时老年人喜欢买来熏房间，就是用艾叶配上中药制成的。

⑤ 民间除了挂艾叶、菖蒲，还有挂蒜头的。买一把新出的大蒜，扎起来，挂在门上，蒜味儿也可以避毒。

艾叶跟菖蒲的区别

艾叶的叶子就像蒿子秆，是野生的一种蒿。而菖蒲是生长在水边、水中的一种植物，它的叶子就像剑一样，一条条直立的。

允斌叮嘱

点艾条是用来熏房间的，尽量不要多闻。艾条燃烧的烟是散气的，闻过之后会使人有想睡觉的感觉。熏的时候把门窗关好，你可以出去散散步，然后过1小时回来再打开门窗，这样避蚊虫的效果更好。

24 "艾"自己，"艾"家人

漱齿汲寒井，理发趁凉风。先生畏暑晨起，笑语听儿童。说道今年重午，节物随宜稍具，还与去年同。已喜酒尊冽，更觉粽盘丰。

愿人生，常醉饱，百年中。独醒竟复何事，憔悴佩兰翁。我有青青好艾，收蓄已经三载，疗病不无功。从此更多采，莫遣药囊空。

——元·王旭《水调歌头·端午》

这首元人描述端午节物的词，特别讲到"收蓄已经三载"的好艾，也就是存放了三年的艾叶。为什么说这是好艾呢？因为艾是越陈越好。

孟子有一句著名的语录："七年之病，求三年之艾。苟为不畜，终身不得。" 就是说久治不愈的疾病，需要用存放三年以上的艾来灸治。如果不收藏艾叶，那一辈子都得不到了。这是提醒人们要未雨绸缪，凡事早做准备。

古人早就发现，艾灸可以治百病，而且必用陈艾。端午时采的艾药性最好，因为这时候含艾油多，适宜采摘后收藏。新鲜的艾火性大，只宜煮水泡浴。用做艾灸的话，点燃后温度太高，燃烧太快，只是灸到皮肤表面。必须陈放两三年，等艾油挥发之后，再用来做艾灸，这时候燃烧的热力适中又持久，可以透达穴位深处。

现在市场上的艾条不一定都是三年陈艾做的。所以有条件可以买些艾条回来先保存着。我家常年都存放着艾条，放多久都没关系。

艾通人体十二经络的阳气。用艾来灸穴位，它的药性就能够渗透进去，打通经脉的瘀阻，祛除寒湿。

艾灸下半身的穴位最好，可以引气血下行。人年纪大了会肾虚，下焦气血不足。这种情况用艾灸效果就比较好。

艾为纯阳之物，纯阳之物专治纯阴之病。也就是说，阳虚的人或体内有寒湿的人适合做艾灸。如果是阴虚火旺的人就不适合了。

允斌解惑

问：艾叶晾干了就可收藏起来了吗？不用经常拿出来晒晒太阳吗？收藏在哪里啊？

允斌答：收藏在阴凉干燥的地方就可以。如果在南方比较潮湿，夏天时要拿出来晾晒一下。

问：经期可以艾灸吗？网上说法不一，好纠结。

允斌答：艾有止血的作用，如非必要，一般避开经期。

问：大人能不能用艾蒿和苦蒿混在一起煮水泡澡呢？

允斌答：可以的。

问：老师说端午节前后采的艾药性最好，又说新鲜的艾有点微毒，那进行药浴有影响吗？想给宝宝洗澡呢！

允斌答：新鲜艾叶的微毒是指它有刺激性，不宜用来做艾灸，煮水泡澡是很好的。但艾灸就一定要用陈艾，三年以上的才好。

25 端午时节，宜"兰汤药浴"

端午节有一个美称，叫作浴兰节。古人"兰汤沐浴"，就是用香草煮水洗头和洗澡。农历五月采集香草来沐浴，是上古时期的礼俗，至今依然在民间流行。不论男女老少，全家人都洗草药浴。这是一个特别好的养生习惯，可以祛湿、解毒、杀菌，预防皮肤病，祛体内病气。

兰汤是比较高级的。其实端午时"百草皆可为药"，此时植物的营养大半在叶子和花上，路边随手一采，都是宝贝。后世的老百姓干脆就地取材，在田野里采摘各种野生的草药，煮水给全家人洗浴。最基本的配方是艾和菖蒲。有些地方还会加上柏树叶、桃树叶、枇杷叶，南方还有加花的，比如凤仙花、白玉兰、薰衣草等。所取的各种草药颜色不相同，香味各有特色，这样配起来叫作"五色草"或是"五味草"。

若是你找不到这些新鲜的草药怎么办呢？可以去药店买干品回来用。这里给大家推荐三种端午节的简易药浴方，可以给一家老小使用。

给老年人的"艾叶菖蒲足浴方"

原料：艾叶、菖蒲叶各1把，或者药店购买艾叶、菖蒲各50克（药店买到的是菖蒲根）。

做法：

① 把艾叶和菖蒲（药店买的菖蒲可以用纱布包起来）一起放进大锅里，加满水煮，水开后继续煮5分钟关火，水滤出来。

② 用煮好的水先熏蒸双脚，等到不烫以后泡脚，最好是连小腿部位一起泡。

③ 一边泡一边用手撩水浇洗膝盖部位。

④ 如果是药店买的菖蒲，还可以留起来，再煮两次。

功效：祛除下焦寒湿，调理皮肤湿疹、膝关节痛、高血压。

在《回家吃饭的智慧》一书中，介绍过端午节用艾叶和苦蒿洗浴的方法。苦蒿适合用来给小孩洗澡，可以祛除湿热，调理皮肤病，预防夏天长痱子；艾叶适合大人用来洗澡，可以祛除下焦寒湿。关于艾叶祛除寒湿的好处，书中有详细介绍，这里就不重复了。

给小孩的"金银花浴方"

原料：金银花（采摘鲜品，或药店、茶叶店购买干品60克）、纱布。

做法：

① 把金银花用纱布包起来，放锅里加水煮，水开后再煮5分钟。

② 晾温以后用来洗澡或泡澡（不要用凉水掺着洗），可以用包着金银花煮水的纱布来擦洗。

③ 洗好之后，用毛巾轻轻擦干就可以了，不要再用清水冲洗。

功效：清热解毒，预防痱子。

给女性的"兰芷香汤浴方"

原料：佩兰30克、白芷15克（药店购买）。

做法：

① 将佩兰和白芷放锅里加水煮开，转小火煮5分钟，将水倒出来备用。

② 锅里再次加水，水开后煮5分钟。

③ 将两次的水合并在一起，倒入浴盆，加水调到合适的温度，就可以泡浴了，还可以用来洗头发。

④ 水位最高不要超过心脏的位置。

⑤ 泡浴之后，用清水冲洗一遍。

功效：美白皮肤，减少头屑，调理女性白带异常、月经不调、头痛。

允斌叮嘱

① 白芷含有光敏成分，泡澡之后要用清水冲洗，避免过敏。

② 煮的时候盖好锅盖，并且不要煮过头。凡是香草都不宜久煮，以免香味散失。

古人对于"洗澡"和"沐浴"分得很清楚。洗脚为"洗"，洗手为"澡"，洗头为"沐"，洗身为"浴"。屈原《九歌·云中君》的开篇第一句："浴兰汤兮沐芳"，讲的就是用佩兰煮水来洗身，用白芷来洗发。

"兰"，不是兰花，而是佩兰，它的香气清雅，孔子赞叹它为王者之香。而"芳"是白芷，白芷也很香，我们今天所说的"芳香"这个词，就是白芷的别名。这两样既是香料，又是中药。它们的芳香可以理气、化湿、祛秽，煮水洗浴，不仅使人身体散发香气，还能使皮肤变白。用煮过的水洗头，既能提神醒脑，又能护理头皮，使头发不油不燥。

读者评论

尤优~：兰汤沐芳真的不错哦，洗头发真的去屑又止痒。

丁辉：分享一下兰汤沐浴的效果，前胸左侧起小红点，痒痒的，泡上一次兰汤，第二天红点了无踪影，真的很神奇，多谢陈老师哦。

乐逍遥：兰汤药包，每个星期煮一包兑冷水，我和女儿洗头泡澡，洗完感觉神清气爽，而且皮肤更光滑。

允斌解惑

问：陈老师，请问用苦蒿给小孩洗澡是在端午节当天好，还是前后几天都可以？

允斌答：端午节前后多洗几天效果好。

lucky 问：陈老师，脸上起了热痱子可以用金银花煮水洗脸吗？谢谢！

允斌答：可以的。

26 端午至，五毒出，宜佩"艾"心香包

古人讲：**端午至，五毒出**。就是说这个时候天热了，各种各样的毒都出来了，蛇、虫、蚊、蚁、蝎子、蜈蚣、蟾蜍等，还有细菌和病毒都很活跃，是容易流行疫病的时候，特别是小孩子容易被传

染。所以，我们要特别注意预防。端午节时佩戴香包，是个不错的预防措施。

在香包里装上各种芳香中药，药物的香味，是能够刺激人体的鼻黏膜产生抗体的。这样就可以提高人体的抗病能力，对于预防感冒、鼻炎及各种呼吸道传染病都有效果。当然，还能避免蚊虫叮咬。

端午节的香包有各种配方，选的材料除了要有香气之外，一定得具备抗病毒的作用才好。但有些配方中药味很浓，不要近距离地去闻。有一次在电视台录制端午节的节目，展示的道具里边有一个药店买的香包。年轻的主持人抓起香包就凑到鼻子边，我还没来得及出声阻拦，他已经使劲地闻了一下。这一下可不得了，小伙子连续打了好几个喷嚏，整个下午都喊难受。

正规药店制作的香包，里面放的是纯中药。由于配方不同，有些药味是比较刺激的，随身佩戴就可以了，不宜放在鼻子边使劲地嗅闻。

如果要给孩子佩戴，不宜放那么多中药，孩子闻着不舒服。其实，端午节的香包，用艾为主材就很好。只要填装一些艾叶就是一个不错的"艾"心香包。如果还想要更好的效果，那就加一些厨房的调料。

我喜欢用厨房里现成的调料来搭配香包，方便、简单、安全可靠，可以放心地给小孩子用，而且香味怡人，闻起来既醒神又开胃，防病的效果也是一流的。

厨房调料自制香包

原料： 陈皮、丁香、山柰、艾条各等量，棉布、五色丝线。

做法：

① 取一个小香包，或者自己缝一个小的棉布袋。

② 撕开艾条外面的那层棉纸，取出一部分艾绒。

③ 把艾绒、陈皮、丁香、山柰放进香包里，每种分量大约相等就可以，香包大一点，就多放一点，香包小可以少放一点。

④ 用五色丝线扎紧袋口，端午节小香包就做成了。

⑤ 如果长时间佩戴，每隔半个月更换一次香包里的艾绒和陈皮。

用法： 佩戴在胸前、手腕，别在衣襟上，放在枕头边，或悬挂在汽车内。

允斌叮嘱

① 不会缝制香包袋也没有关系，可用一个喜糖袋来代替，做出来的香包同样漂亮。如果想讲究一点，可以用五种颜色的丝线搓成一根细绳来系香包。取白、绿、黑、红、黄五种颜色的线，来代表金、木、水、火、土五行，这样搓成的细绳叫作 "长命缕"，系在手腕、脚腕上，讨个好彩头。

② 艾可以到药店购买，也可以利用做艾灸剩余的艾条中的艾绒。

③ 原料的比例可以随意，缺一两样也不要紧。不过最好是配齐，因为每一种原料抗病毒的作用不同，香味也不同。

④ 香包能够提高呼吸道的免疫力，可以预防感冒、麻疹等。除了端午节之外，如果遇到流行性感冒或其他呼吸道疾病暴发的时候，也可以给小孩子戴这么一个香包来防病。

⑤ 这个香包还有化浊避秽的功效，可以防止恶心。如果遇到空气污浊的场所，可以把香包放在鼻子边嗅闻。

27 端午时节的补肾食方：角黍香粽

有一年端午节吃粽子，家里的阿姨好心地把粽子一个个剥开，去掉外面的粽叶，光溜溜地摆在盘子里给大家吃。我笑着告诉她，不用剥了。吃粽子的乐趣之一，就是自己亲自动手，先解开外面裹的绳子，然后再一层层剥开。随着叶子剥开，一股粽香扑鼻而来，多么美的享受！

古人给端午节取了一个别名，叫"解粽节"。一家人坐在一起，"共解青菰粽"，其乐也融融。所以宋人写诗祈愿道："愿得年年，长共我儿解粽"，祈求一家人长长久久。

粽子的妙处，就在于穿了"衣服"，包裹了粽叶，否则只是一个饭团而已。古时粽子用菰叶包，也就是茭白的叶子，这种叶子比较细。后来主要改用箬叶包。这两种叶子都有清热解毒的作用，很适合端午节防"毒"的主题。

粽子是以糯米为主料，糯米是补肾气的，在盛夏到来之前给我们的身体再补一下。等过段时间天气闷热的时候，我们就不要再吃这么营养丰富的黏腻之物了，否则容易生湿气。

各种馅的粽子的养生功效

以箬叶包裹糯米的粽子，本身已经具备了清血热、补益肾气的功效。如果想再补一点，就可以加馅儿。这个馅是有养生讲究的。

粽子的馅南北不同。北方粽子一般是甜粽，里面加枣泥、红枣、豆沙。南方有咸味的粽子，里边加肥瘦肉、火腿、蛋黄。

吃枣泥馅粽子的时候要特别注意：枣泥和糯米搭配在一起，是一个最难消化的组合。因为糯米和大枣都生湿气，两个加在一起，容易滞气，使人感觉腹胀。所以我不太推荐吃枣泥馅的粽子，特别是老年人、小孩不要多吃。如果是整个的小枣包在粽子里反而好些，因为小枣与大枣有区别，小枣不容易使人胀气。

相比之下，红豆沙的馅比较好。因为红豆是祛湿气的，跟糯米搭配在一起有互补的作用。南方人喜欢在粽子里加蛋黄，这个也很不错，因为蛋黄是补养心血的，符合夏天养心的主题。

有些朋友吃糯米觉得胃里泛酸，可以用黄米来包粽子。可以单用黄米，也可以一半黄米一半糯米这样掺着包，吃起来别有风味。其实，最早的粽子就是用黄米来做的。黄米称为"黍"，所以粽子又叫作"角黍"。宋词里写"角黍包金"，就是指金灿灿的黄米粽。

28 提高身体免疫力的食方：新蒜煮蛋

粽子不好消化，吃多了容易伤胃，感觉很不舒服。这时候用一个简单的方法就能解决：用几瓣大蒜切碎，加水煮几分钟，然后喝下去，一会儿就不难受了。

我曾经介绍这个方法给好几位朋友，他们用过后都惊叹，这大蒜水见效真快，可谓立竿见影。

大蒜是暖胃的，给胃提供能量，我们可以把它称为"胃动力"。它专解吃糯米太多造成的积食。

蒜不仅消食，也是抗病菌的高手，杀菌的作用特别强。以前给大家讲过，大蒜能抵抗细菌感染，它的作用类似于青霉素，特别是对于肠道感染和传染性的肺病有预防作用。它甚至可以代替酒精来消毒。端午前后，新蒜正好上市了。"五毒皆出"之月，吃蒜抗毒正当时。

端午节怎么吃新蒜呢？民间习俗是与鸡蛋一起来煮。这个方法特别好。鸡蛋的吸附性很强，可以充分吸收蒜的药性。鸡蛋本身就是补气的，加上蒜的抗毒作用，对增强人体体质更有帮助。

提高身体免疫力的食方：新蒜煮蛋

原料：新蒜2头、鸡蛋4个。

做法：

① 整头的新蒜不用剥皮，直接放锅里，与整个的鸡蛋一起加水煮熟。

② 鸡蛋和蒜都可以吃。

这样煮出来的鸡蛋好吃又好消化，蛋白带着淡淡的黄色，吃起来口感又嫩又有弹性，有特殊的香味。煮熟的新蒜，也可以吃的。新出的蒜，没有老蒜那么辣，软软甜甜的，味道不错。

读者评论

知难而退1：老师节日快乐！我早上吃了新蒜煮蛋（蒜比蛋好吃）、咸鸭蛋和一个粽子。香包里的陈皮用料理机打成粗粉，味道奇香。

玉兔~福建：新蒜煮鸡蛋提高免疫力也非常强，孩子自从吃新蒜煮鸡蛋提高免疫力，后来就很少生病了。

29 防治疱疹和疥癣的外用方：雄黄酒

现在过端午节喝雄黄酒的人不多了。古人为什么喝雄黄酒呢？因为雄黄有两个作用：一是杀虫，二是破阴毒，有以毒攻毒的意味。比如白血病，按古人的说法，就是邪气入骨髓，所以现在用雄黄来治疗。对我们普通人来说，雄黄酒的好处主要是外用。

民间把雄黄酒洒在屋角，避免蛇、蝎子这些毒虫进屋来咬人。还会把雄黄酒调上朱砂，涂在孩子的胸口、手心上，辟五毒之邪。

雄黄酒还能治皮肤病。头上生癞疮，或是带状疱疹，用雄黄酒来外擦，效果都不错。

外用雄黄酒治疗皮肤病的方法

原料：雄黄粉 1 两（50 克）、高度白酒 2 两（100 毫升）。

做法：

① 把雄黄粉放进白酒里，搅拌溶解，酒会变为黄色。

② 放置 1 小时，让酒沉淀，酒底会出现沉淀物，这个是不要的，把它过滤掉。

③ 每次用棉签蘸少许（不要超过 3 克），擦在患处。一天两次。禁止全身涂抹。

功效：治疗带状疱疹、癞头疮、皮肤疥癣

允斌叮嘱

① 买雄黄时，一定要买黄色的或是红色的。里边掺杂有白色的不要，那种白色的结晶体就是砒霜。

② 如果家里还有喝雄黄酒的习惯，那么注意酒里放的雄黄每个人不要超过 0.2 克。

③ 喝雄黄酒不要温，加热后它的毒性会大增。

④ 雄黄酒中毒急救方：雄黄酒中毒，人会上吐下泻。这时候赶紧用 2 两（100 克）绿豆，加 1 两（50 克）生甘草，一起下锅，大火煮 10 分钟，喝下去解毒。

顺便说一句，民间把带状疱疹说成"缠腰龙"，认为如果沿腰部长满一圈，人就会死。其实这个是误传。得带状疱疹的人会感觉很痛，这是因为它是一种侵犯人体神经的皮肤病，所以它是跟着神经的分布来发展的，不会在腰部合拢。

允斌解惑

问：雄黄酒可以全身涂吗？

允斌答：不可以哦！

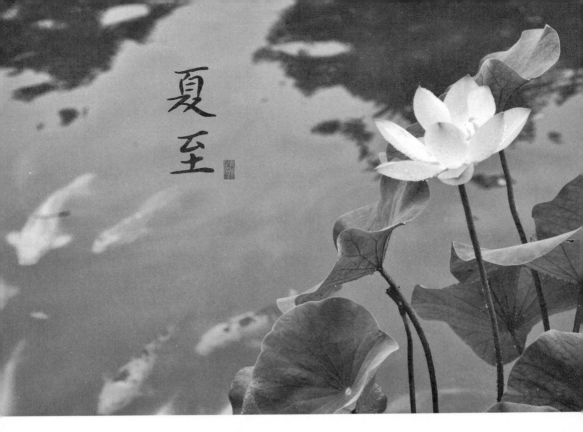

夏至

夏至节气音频

　　夏至，每年的 6 月 21 日或 22 日交夏至节气。至者，极也。夏至时，阳气到达极致，但"盛极必衰"。从夏至起，太阳一天天离我们远去，阴气开始起来了。所以，我们要顺势对阴气进行养护，保护这一点点阴气的萌芽。

　　首先要使心神安定，切忌扰乱心神，以免产生内火，耗伤心阴。这样才能养护好心脏。其次是食补，在夏至节气，有两样好东西可以帮助我们滋养心阴。

30 夏至时节，"盛极必衰"，安心为上

每年的 6 月 21 日或 22 日交夏至节气。至者，极也。"至"就是到了极致。古人讲夏至有"三至"：一是"日北至"，此时太阳直射点到了最北的地方——北回归线，开始要向南行了；二是"日长之至"，是一年中白天最长的一天；三是"日影短至"，如果正午时在地上立根杆，测到的影子是一年中最短的。

可不要小看这样的认识。据考古学家考证，在没有科技设备的古代，我们的先人正是凭借"立表测影"，确立了两分两至（春分、秋分、夏至、冬至），从而建立了历法，确定了方位，发展出时空的观念。这是很了不起的。正是因为对自然规律有精细入微的观察，所以古人特别明白凡事顺时而为的道理。

夏至时，阳气到达极致，我们得到的阳光是南半球的两倍。但盛极必衰，《易经》中乾卦的卦辞"上九，亢龙，有悔"，对应的就是夏至。从夏至起太阳一天天离我们远去，所以古人认为仲夏月是阴阳互争之月，到了夏至时则"一阴生"，阴气开始起来了。

大家都知道"春夏养阳，秋冬养阴"，但这只是一个粗略的划分。夏天并不是一味地养阳。夏至一阴生，我们要顺时对阴气进行养护，保护这一点点阴气的萌芽。中医对于人体健康的标准有一个定义，就是"阴平阳秘"。阴气平和，阳气固秘，身体就不得病。所以，养阴和养阳一样重要。

夏至节气把夏天分为两半。在夏至之后的这一半，我们要养的阴主要是"心阴"。心阴不足时，会使人心烦、失眠、燥热、上虚火，甚至是心悸不安，引发心脏病。心脏病不只是在冬天易发，每年的盛夏是心源性猝死的第二个高峰期。

夏至之后如何养心阴呢？

首先要定心气，就是使心神安定，切忌扰乱心神。《黄帝内经》里说："心动则五脏六腑皆摇。"心安才能身安。为什么人们爱说"心静自然凉"呢？这是很有道理的。心不静，就会心烦，产生内火，耗伤心阴。夏至之后天气很热了，我们更要保持平心静气不急躁，特别是老年人，这样才能养护好心脏。

其次是食补。**在夏至节气，有两样好东西可以帮助我们滋养心阴。心在上属火，肾在下属水，心阴与肾阴是同源的，所以养心阴的食物也必定养肾阴。**

一是鸭蛋。在蛋类中，鸭蛋是滋阴的。鸡蛋偏平性，而鸭蛋是凉性的，不仅滋心肾之阴，还能清心肺之热，比如对老年人感觉心胸烦热或是小孩热咳都有调理作用。在《回家吃饭的智慧》中讲端午节时给大家讲过咸鸭蛋的好处。端午的节俗与夏至关系密切，对于夏至也是适合的。

二是桑葚。夏至时桑葚上市了，这也是滋养心阴、肾阴的好东西。夏天吃它，对于心悸失眠很有帮助。常吃还能延缓衰老。年纪不大、两鬓提前斑白的人，可以吃桑葚来调理。

31 夏至时节的补心肾食方：桑葚膏

桑葚分黑白两种，黑桑葚的效果更好。我把它比作水果中的"乌鸡白凤丸"，可滋阴、养血。更年期的女性，可以常年吃。其实乌鸡白凤丸男性吃也有保健作用，同样的，男性吃桑葚也很好，既补肾，又清虚热。很多男性乱吃补肾药，这样很危险，甚至有人吃出肾衰竭。不如经常吃些桑葚。

一年中，我们能吃到新鲜桑葚的时间特别短，不足以让桑葚发挥补心肾的功效。趁此时桑葚大量上市，我们可以多买些回来熬成桑葚膏，保存起来慢慢吃。

滋阴养血桑葚膏

原料：新鲜黑桑葚、红糖。

做法：

① 桑葚打成汁。

② 放锅内用小火熬到浓稠。

③ 加点红糖，用筷子搅拌，避免煳锅，红糖完全溶化后，关火起锅。

④ 将桑葚膏装在干净无油的玻璃瓶里，放冰箱冷藏。

⑤ 每天取出来吃两勺。

桑葚膏
制作视频

功效：滋阴，养血，抗衰老，调理心悸失眠、头晕耳鸣、更年期综合征，预防须发早白。

读者评论

卢广群：耳鸣已有八年，跟着陈老师顺时养生，很多小毛病都消失了，吃了两年桑葚，耳鸣也没有了，感谢陈老师。

Anna：桑葚膏效果特别神奇，妈妈睡眠很浅不容易入睡，吃了效果非常好。

英子：我做了养血桑葚酸枣仁莲子百合膏，最近一直吃养血膏，胃口好了很多，睡眠也有很大改善，感恩！

行者：桑葚有补血养气、安定神经、预防感冒、益肾、帮助消化、预防便秘等功效。趁着应季多吃些桑葚，每周最少吃2~3次，一次半斤以上。每次吃过桑葚，当晚睡得香、睡得好。

允斌解惑

玉兔问：老师！桑葚膏放冰箱发酵了，有酒味还能吃吗？

允斌答：可以的。

茉莉花开问：老师，桑葚是大寒的吗？我有次吃了桑葚后胃很难受，桑葚膏可以加姜汁吗？

允斌答：熬制后就会不同了。

向日葵问：老师，想问下我去年买了桑葚干，可以做这个膏吗？桑葚干拿来泡茶喝好还是煮粥好，还是做桑葚膏好呢？

允斌答：桑葚干直接泡水喝就行。

我是一只鱼问：陈老师：桑葚膏必须放红糖吗？冰糖可以吗？

允斌答：若是不怕寒凉，可以用冰糖。

棒棒猫问：陈老师，这两天午休时喉咙有点干痒，然后就会咳几声，这情况今年夏至能喝干桑葚泡水吗？

允斌答：可以喝的。

唐小唐问：老师，用桑葚干泡水喝要用多少？ 10颗或20颗的样子可以不？

允斌答：可以的。

32 献给父亲节的礼物——二子延寿茶

每年6月的第三个星期日是父亲节，这一天是在15日到21日之间，接近于夏至节气，之后便是盛夏。我们可以送一份既能保父亲夏季平安，又适合平时养生的保健药茶礼包。

献给父亲的爱心茶——二子延寿茶

原料：枸杞60克、五味子60克、蜂蜜适量。

制作方法：

把五味子与枸杞一起放入茶壶，用沸水冲泡，焖20分钟后调入蜂蜜饮用。

功效：益肾，滋肝，养心，补五脏之气，改善视力、听力，延年益寿。

允斌叮嘱

① 感冒、发烧、有痰时不要喝。

② 吃中成药双黄连口服液时不要喝，否则影响疗效。

③ 五味子泡茶有点酸，可以根据体质加蜂蜜或红糖调和。

中医讲，男子以肾为本。中老年男性养生要以肾为先。肝肾同源，心肾相通，所以，补肾也要兼顾心和肝。这道茶能补五脏，特别是补心、肝、肾，中老年男性可以经常喝这道茶来补补。

这道茶同时也是老年人夏季补养的上品。盛夏时老年人有一个养生重点，就是补气养阴。因为天热出汗多，又伤阴又伤气，使得老年人容易气阴两虚，表现就是气短、口渴、浑身酸软、疲乏、不想吃东西，感觉心里烦热，晚上也睡不好觉。二子延寿茶可以养阴，又可以防止元气外泄，盛夏时老年人不论男女都适合。

允斌解惑

吴雪娇问：请问老师，是把五味子一次性都捣碎做成茶包？还是现用现捣碎，一次一次弄啊？这真是一个很好很有新意的礼物！我想做给我的爸妈。

允斌答：可以提前捣碎。

③③ 改善中老年人失眠早醒的五味子膏

　　五味子是补五脏的保健药食。《本草纲目》总结历代医家的经验说："五味子酸咸入肝而补肾，辛苦入心而补肺，甘入中宫益脾胃。"古代养生家很重视在夏季服用五味子保健，特别是中老年人。

　　父母年纪大了，早上醒得越来越早，除了给他们喝二子延寿茶，每年我还会熬几瓶五味子膏给全家服用。这是以前清宫里的方子。清代宫廷每年给皇帝熬制五味子酱："六月初用五味子八两，水洗净半日，煮烂滤去渣再熬似饴，少兑蜂蜜收膏。"

　　与医圣张仲景齐名的唐代药王孙思邈讲过在仲夏和盛夏服五味子搭配黄芪等补药的方法："五月常服五味子以补五脏气。遇夏月季夏之间，困乏无力，无气以动，与黄芪、人参、麦门冬，少加黄檗（允斌注：黄檗即中药黄柏）煎汤服，使人精神顿加，两足筋力涌出。生用。六月常服五味子，以益肺金之气。在上则滋源，在下则补肾。"

　　农历"五月""六月"也就是阳历的 6 月、7 月，芒种到秋分之间，正是夏天最热的时候。天热又伤阴又伤气，老年人容易气阴两虚，表现就是气短、口渴、浑身酸软、疲乏、不想吃东西，感觉心里烦热，晚上也睡不好觉，这种情况喝二子延寿茶就很合适。

　　由于老年人心血管容易瘀阻，所以我熬五味子膏时会加入红糖，增加养血的作用。

除了夏季之外，中老年人长期失眠早醒，感觉记忆力下降、疲劳无神，可以长期坚持服用五味子膏来补五脏之气。

五味子膏

原料： 五味子 300 克、红糖 1 000 克。

制作方法：

① 把五味子捣碎，加水泡半天，再入锅煮 1 小时，滤掉渣。

② 将滤出的药汁再次烧开浓缩，加入红糖浓缩成膏。

③ 装入干净无油的玻璃瓶，放冰箱冷藏。如果全程保持卫生，可以保存 3 个月以上。

④ 每天取 2 大勺冲水饮用，也可直接食用。

功效： 调理中老年人脏气虚弱造成的长期早醒。滋养五脏，强身健体。

允斌叮嘱：

① 感冒、发烧、有痰时不要喝。

② 吃中成药双黄连口服液时不要喝，否则影响效果。

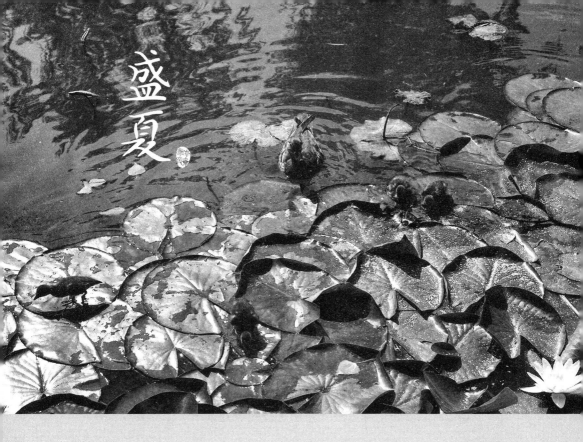

盛夏

○盛夏：小暑、大暑（入伏）

时间：夏天第三个月

养生重点：清暑热、治冬病

○长夏：立秋（出伏）

节日：七夕节

时间：立秋到末伏

养生重点：补气血、清湿热

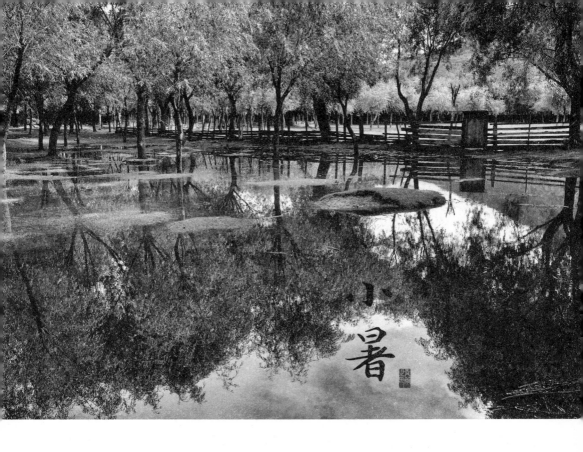

小暑节气音频

　　小暑，每年的 7 月 7 日到 8 日之间交小暑节气，进入夏天的第三个月。古人认为，盛夏不宜举大事，以免动摇夏季的生养之气，影响人体的"长"。

　　此时天地间就像个汗蒸房，人体就像在做汗蒸一样，全身毛孔腠理都张开了。我们趁这个天时来排血毒、火毒、光毒，是最合适不过的，能使排毒效果事半功倍。

34 "小暑大暑，上蒸下煮"：
小暑时节，排毒事半功倍

　　每年的 7 月 7 日到 8 日之间交小暑节气，进入夏天的第三个月，**季夏，也就是盛夏**。这个月学生放暑假，欧洲一些国家也给大人放长假。这是很有道理的。中国古代也认为，盛夏不宜举大事，以免动摇夏季的生养之气，影响人体的"长"。

　　我们把季春称为暮春，季秋称为晚秋，但夏天的最后一个月为何是"盛"夏呢？因为夏至时"日北至"还不算热，要等大地都晒暖了，地气上蒸，才是最热的时候。

　　民间谚语说：小暑大暑，上蒸下煮。这句话很形象。此时天地间就像个汗蒸房，人体就像在做汗蒸一样，全身毛孔腠理都张开了。我们趁这个时候来排毒，最合适不过。

　　盛夏是我们给身体排毒的好时机。借助天时，能使排毒事半功倍。毒有很多种，**小暑节气我们重点对抗三大毒——血毒、火毒、光毒**。

35 小暑时节排血毒食方：松花蛋红苋汤

　　我们身体内有毒，一定要排得出去才好。实际上，衡量一个人年轻的标志之一就是：排毒通道都很畅通，也就是能通过大小便和汗液排出毒素。但现在人们往往这三大通道都不太畅通，毒素排不出去，就在血液中循环全身。夏天的阳气已经帮我们打通了毛孔，我们就重点来打通肠道，使血毒能够排出去。

小暑时节排血毒食方：松花蛋红苋汤

原料：红苋菜（嫩的、带根的）1 把、松花蛋 2 只、大蒜 2~3 瓣、油（猪油最好）、盐少许。

做法：

① 整株的嫩苋菜带根洗干净，有些比较长的苋菜，可以切成两半。

② 锅里放油，蒜切成两半，下锅爆香。

松花蛋红苋汤
制作视频

③ 松花蛋下锅炒一下，再放入苋菜快炒两下，加少许盐。

④ 放入高汤或开水，水烧开后再煮 2~3 分钟关火。

功效：清血毒，排肠毒，祛暑热。

允斌叮嘱

① 买嫩一点的苋菜，带着细根的那种，连根一起吃效果好。

② 把汤浇一点在米饭上，就染成了红米饭，孩子会很喜欢的。

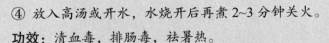

③ 苋菜有滑胎的作用，怀孕 4 个月以内的女性不要吃。

④ 这道汤最好是放猪油，猪油也是润肠排毒的，能加强这道汤排毒的功效。苋菜很服猪油，这样煮出来的汤很鲜。

以前给大家讲过，松花蛋能解血液中的烟毒和酒毒。那么苋菜有什么作用呢？

古人认为，苋能通九窍。什么是九窍呢？我们的身体，凡是有对外开口的地方都称为"窍"，比如两只眼睛、两个鼻孔、两个耳朵眼……苋通九窍，就是能使我们的排毒通道畅通。夏天阳气外泄，人体就是需要通，通了以后才能排毒。

有些便秘的朋友会发现，吃了苋菜以后，上厕所感觉很畅快。这是因为苋菜可以通大小肠，使消化系统和大小便保持畅通，同时排出肠毒。苋菜根通肠的效果更好。

眼睛也属于九窍，所以**苋菜有明目的功效，对老年人很适合。**苋菜的籽还有治眼病的作用。老年人用苋菜籽炖猪肝来吃，可以防治白内障和青光眼。

市场上的苋菜有白的，有红的。白苋偏于通气，红苋偏于通血。我们清血毒用红苋菜效果更好。

读者评论

瀚宝妈@卢：我们庆幸在一个超市能买到红苋菜，这个夏天坚持煮着吃，吃到了儿时家乡的味道。原来，老一辈人在无形中也遵循节气养生，好吃好喝，连不爱吃菜的儿子每次都吃一碗汤菜，吃完第二天就去厕所排毒，身体立马轻松，这个夏天幸好有陈老师。

花开花落：昨天中午做了苋菜皮蛋汤，味道很好，很爱吃，主要还能排毒，谢谢无私的陈老师。

清：西安的夏天是相当热的。以前，夏天是最难捱的日子，但是自从看了陈老师的书，夏天常吃松花蛋红苋汤还有凉拌马齿苋，忽然觉得夏天也没那么难捱了，周围的气温虽然很热，但是自己的身体却觉得很轻松，没有往日酷热难耐的感觉。真的好神奇！

简单：2018 年夏天，天气很炎热，我的脖子、腋窝下、肚子上、后腰、大腿外侧、小腿外侧皮肤上出现很多一块一块的红色印记，又痒又痛。我煮了两次松花蛋红苋汤，红印记就慢慢消了。一点痕迹都没留下。

佰桐商城：今天晚上按照老师的视频做了松花蛋红苋汤。带着忐忑的心情和先生一起品尝。没有想到一大碗的汤，瞬间就没有了。好久没有吃饭没吃够的感觉了。感谢老师的分享。

允斌解惑

爱的记忆问：老师，我怀孕时就有热毒，和书中症状一样，身上经常痒。儿子现在 5 岁了，有时身上也会痒。用松花蛋红苋汤可以吗？买来的松花蛋会不会含铅太高？孩子可以吃吗？还是用鱼腥草好啊？请老师指教。

允斌答：书里其他祛血毒的也可以用。

36 夏天如何判断自己有血热毒

　　身体有血毒的人，被暑热侵袭后，往往皮肤容易起各种红疹。有些人到夏天的时候，肘窝和膝盖窝，都长红疹，这个就是血热毒。

　　天热的时候，有的小孩子身体和四肢，突然长出小小的、圆圆的、一个一个的疹子，摸摸额头有点热，这有可能是血热毒。大人千万不要错看成蚊虫叮咬，更不要给孩子擦清凉油。

　　这个时候不要只摸孩子的额头，要摸摸全身，特别是看看后脖子是不是也热。如果都是热的，这不是发烧，而是血热毒，是暑热入血引起的。

37 祛夏季火毒的食方：莲子心甘草茶

　　夏季的天时属火，火盛则为毒。**火毒有一个特征，它一定会在身体的上部表现出来。**中医讲"火性炎上"。所以我们的身体要是中了火毒，首先会从头面看出来，比如眼睛发红、脸上长痘、口舌生疮、口干舌燥等。

舌尖是最明显的。夏天的火是以心火为主，舌为心之苗。对着镜子伸出舌头一看，如果舌尖是红红的，这就是心火。

还有就是心烦。**火在很盛的时候，会让人感觉心烦意乱，睡不着觉**，所以有些朋友一到天热时就容易失眠。如果心火再重，还会造成小便量少，颜色发黄甚至偏红。

曾经在节目现场有观众问多喝水能不能去火。心火靠喝水是去不掉的。我们喝下去的水走的是消化道。而夏天的火直接入血分，走的是心，喝水是浇不灭它的。

夏天的火毒我们还是要用食物来解掉它。当心火已盛到成毒的时候，我们就要动用莲子心了。

祛夏季火毒的食方"莲子心甘草茶"

原料：莲子心2克、甘草3克。

做法：

① 把莲子心和甘草放进茶壶，冲入沸水，1分钟后倒掉。

② 再次冲入沸水，焖制10分钟后饮用。可以反复冲泡。

功效：生津止渴，清心火，调理心烦失眠。

允斌叮嘱

① 用拇指、食指、中指轻轻捏起一撮莲子心，大概就是2克；而3克甘草的量，大概是6小片。

② 莲子心虽然寒凉，但不凉胃，而是专去心火。

③ 莲子心将心火下引到肾，又将肾水上引到心，通过交通心肾来平息心火，所以对于心肾不交型失眠很有帮助。

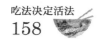

Fenny：我有次舌尖起疮都不能好好说话了，用老师的方子莲子心甘草茶，第二天舌尖就没事了，真的是神奇。

Double：去年心火重，喝了几次莲子心甘草茶好很多，心火也没那么旺了。

38 抗夏季光毒的食方：胡萝卜番茄汁

《黄帝内经》记载，夏天要"无厌于日"，就是一定要晒太阳。因为我们要通过晒太阳来补阳气。但最好是在早上 10 点之前和下午 3 点之后来晒。因为阳光是把双刃剑。

女孩子都怕夏天晒黑，其实黑色素的产生是为了保护我们的皮肤，它是可以慢慢代谢掉的。我们更应该怕的是光毒。

很多人都没有意识到，光是带毒的。西方人受光毒之害最明显，他们喜欢到海边烈日下暴晒。这样就造成一个后果：到了老年之后，皮肤癌的发病率比较高。

光毒对我们的皮肤有两大危害。第一是皮肤的癌变；第二是皮肤的老化。光毒会破坏皮肤的结缔组织，使胶原蛋白流失，皮肤就逐渐松弛了，皱纹纷纷出现，这都是阳光的光毒带来的危害。

　　光毒给皮肤带来的危害可以是立竿见影的，比如说晒伤，还有光敏反应。比如吃了芹菜、香菜，特别是一些野菜比如灰灰菜之后，不能够暴晒，否则面部就容易过敏，或是长黑斑。有些朋友喜欢把各种植物切片敷在脸上，敷过之后也最好不要马上去晒太阳，以防止发生光敏反应。

　　西红柿和胡萝卜都是抗光毒的好东西。夏天可以多吃一些。你还可以把它们榨成汁，出门之前喝一杯，回家再喝一杯。

抗夏季光毒的食方"胡萝卜番茄汁"

原料： 西红柿、胡萝卜。

做法： 西红柿和胡萝卜切块，一起放在榨汁机里，榨成汁。

允斌叮嘱

① 选熟透的西红柿，抗光毒的效果更好。

② 西红柿能防止光毒伤害皮肤，并使皮肤保持白皙。它跟柠檬美白的作用有些不同。柠檬是晒过之后用的，不能在出门前使用。而西红柿的好处是可以用在晒太阳之前，吃了西红柿再出门，相当于擦了一层防晒霜。

③ 胡萝卜的作用是防止光毒造成皮肤老化，它能够对抗阳光中造成皮肤老化的 UV 光。要想取得好的效果，你最好是生的熟的都吃。平时用西红柿和胡萝卜做菜，外出晒太阳就榨汁喝。生吃和熟吃得到的营养不同，综合起来效果才好。

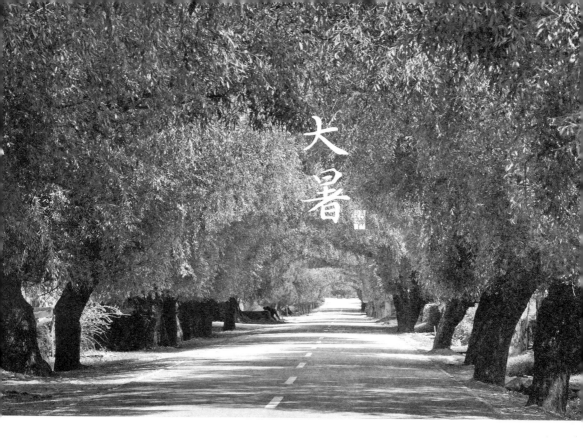

大暑

大暑节气音频

大暑，每年7月22日到24日之间，到8月初立秋前一天为止交大暑节气。这是夏天的最后半个月，但也是最难熬的日子，因为此时暑气到了极致。湿和热夹杂在一起，使人感觉特别的闷热。

暑气会"困"住五脏的机能，而且还伤心气，因为心脏需要加倍工作来帮助人体散热。那么，如何防止暑气伤人呢？

39 大暑时节，湿热"煮"人，最是难熬

大暑节气是从 7 月 22 日到 24 日之间，太阳位于黄经 120°时开始，到 8 月初立秋前一天为止。这是夏天的最后半个月，但也是最难熬的日子，因为此时暑气到了极致。

"暑"与"热"不同，它有"煮"的意思。古人云：暑不离湿。湿和热夹杂在一起，使人感觉特别的闷热。所以大暑虽然是在立秋前，却往往是一年中最热的时候。

古人用八个字描述大暑"湿"气的来源：土润溽暑，大雨时行。什么意思？大地晒暖之后，地气上蒸，是带着湿气的。而这个时节还经常下点大雨。

清代医家有句经验之谈："春雨潇潇，夏雨淋淋，秋雨霏霏，冬雨纷纷，人感之者，皆为湿病。"就是说一年四季只要下雨就有湿气。

这其中，暑天的雨水最多，湿气也最大。人们常说防暑降温，其实防暑并不是降温那么简单，还得湿温同防。

中医形容湿气伤人，常用一个"困"字，就像全身衣服被雨淋得透湿之后，那种被裹住的沉重的感觉。湿气与夏天的热气相加，这种暑气就特别使人感到疲乏。

老话讲，春困秋乏夏打盹儿，"夏打盹"就是暑气伤人的一种表现。

暑气会"困"住五脏的机能，而且还伤心气，因为心脏需要加倍

工作来帮助人体散热。人会感觉浑身发软，懒洋洋的，心里有烦闷的感觉，总想睡觉，所以就爱打盹。这跟春困是不一样的。

"夏打盹"只是暑气伤人的第一步。如果再严重，就发展为"疰夏"。疰夏是一种夏天的常见病，民间又叫"苦夏"。它的表现是疲倦、贪睡、头晕、胸闷、恶心、没有食欲。有些体质虚弱的人，一到盛夏便如此，可谓"逢暑必发"。

暑气袭人，中医按程度把它分为：冒暑、伤暑和中暑。

（1）"冒暑"属于轻症，此时暑邪在体表，一般表现为夏天的风热感冒

初起病的时候，人会头昏脑涨、发烧、微微出汗、咳嗽。如果没有正确治疗，暑邪进入肠胃，就会使人肚子痛、腹泻、口干舌燥，甚至呕吐。盛夏常吃凉拌杏仁茴香，可以预防冒暑。

（2）"伤暑"比冒暑重，而且潜伏的时间可以很长

夏天贪凉，秋天容易生病。中医认为，暑汗不出，必伏邪于内，秋天一受寒就会发病。一般表现为修行性感冒。人会发高烧，浑身酸痛。有的人还会有这种表现：穿衣服感觉烦热，不穿衣服又感觉发冷，一会儿冷一会儿热的，很不舒服。

天气热并不可怕，我们都知道躲避。可怕的是空调房间中的凉气，我们只感觉舒服痛快，却没有意识到它的阴寒袭人。古人讲得好：炎热者，天之常令。当热不热，必反为灾。"夏行冬令"是养生大忌。

（3）比伤暑更严重的是中暑

有一种中暑是我们要警惕的，就是夏天在烈日下活动后，热得不得了，马上喝冰冻的饮料。这样不仅不能解暑，反而有中暑的危险，甚至引起心绞痛。

人在很热的时候，血液都集中在体表，内脏处于缺血的状态，冷饮喝下去，血管马上收缩，干扰人体散热，甚至可能引起血管痉挛。所以，夏天运动后要降温，喝温热的茶水来得最快。如果出了很多汗，茶水里还要加点盐来补充电解质。

中暑是有征兆的。我总结了四个字是：汗、喘、快、晕。这是一个逐步加重的过程。第一阶段是汗出如浆，体温升到37℃；第二阶段是气喘吁吁，人体通过急促的喘气来呼出热量，体温继续上升，满脸通红；第三阶段是心跳加快，1分钟心跳170~180次，此时就有心脏病发作的危险了；第四阶段是头晕眼花，这时候出汗都困难了，要出也是冷汗，浑身却是滚烫，体温高到40℃以上，高温影响了大脑，人就会感觉头痛头晕，甚至昏迷。

如何防止暑气伤人呢？下节内容里有一道茶饮和一道凉菜推荐给大家。

40 大暑时节的祛暑饮方：银花甘草茶

还记得在小满时提醒大家采摘的金银花吗？现在是它登场的时候了。当然如果家里没有金银花，去超市、茶叶店或者药店都很容易买到。

银花甘草茶

原料：金银花（干品30克，或鲜品1大把）、生甘草3克。

做法一（如果用干品）：

① 金银花与甘草一起放进茶壶，冲入沸水，1分钟后倒掉。

② 再次冲入沸水，焖制10分钟后，当茶来喝。

做法二（如果用鲜品）：

① 甘草用开水烫洗一下，放进茶壶，冲入小半壶沸水，焖制10分钟。

② 再把洗干净的新鲜金银花放入茶壶，冲入70℃的开水，不要盖壶盖，泡5分钟后就可以喝了。

功效：清凉解暑，清热解毒，调理青春痘，预防小儿传染病。

允斌叮嘱

① 金银花有一点偏凉，如果夏天因为吹空调而得了风寒感冒的人，暂时不要喝，风热感冒则可以喝。

② 年轻人的青春痘，如果是长在脸颊或是鼻子的部位，这是肺火，用金银花就有效果。

③ 这道茶是适合全家老小喝的夏季保健茶，整个夏天喝都很不错。

治风热感冒的中药常会用到金银花，比如银翘感冒片和银翘解毒片。金银花是抗病毒的。夏天小孩容易感染病毒，比如流行性脑脊髓膜炎（简称"流脑"）、流行性乙型脑炎（简称"乙脑"）、感冒、手足口病，喝点金银花茶有预防的作用。

小时候，每到夏天，我们在外面玩得满头大汗地跑回家，餐桌上必然放着一壶银花甘草茶，是妈妈泡给全家人消暑的。倒一杯喝下去，又清香又甘甜，深深地体会到了什么叫作沁人心脾，顿时就觉得全身清凉，一点也不热了。

有一次跟电视台主持人说起来，他有一个疑惑，说你家的金银花茶为什么放大半天也不坏呢？他家上午泡的金银花茶，到下午就有一种不好的味道了。其实原因很简单。金银花的气味很清薄，清薄的东西最怕脏。泡茶的时候，不要用手去抓金银花，这样会沾染人手的汗和油，再加上天热气温高，泡的茶容易坏。只要用干净的茶匙或夹子去取金银花就不会有这个问题了。

读者评论

心怡：上火的朋友上午喝姜枣茶，下午喝金银花甘草茶，原来可以这样搭配喝，谢谢老师。

我爱你 @ 不解释 /*：陈老师，这款茶确实喝一次就清口气。

暄：我侄女 7 岁，从小就有湿疹，起红色小疙瘩，浑身痒，吃了辣的，或者海鲜、酸奶后更甚，天热时再出汗就更遭罪了！小手天天在身上挠来挠去，让大人很心痛。2018 年夏天给侄女喝这款节气茶，两天后侄女身上全好了！这才想起金银花清热解毒，也能治疗皮肤病！

41 大暑时节的祛湿热食方：甜杏仁拌茴香

甜杏仁拌茴香

原料：甜杏仁、茴香菜。

做法：甜杏仁用水煮10分钟。茴香菜切碎，加入甜杏仁，以2:1的比例放入酱油和醋，拌匀就可以了。

允斌叮嘱

拌茴香不要放糖，否则会影响功效。杏仁要用甜的，不要用苦杏仁。苦杏仁是一味很好的中药，但是有微毒，一般只能入药，平时不能多吃。

这道菜不仅清暑，对于预防夏天的风热感冒也很有功效。关于杏仁和茴香，在《回家吃饭的智慧》中有详细介绍，您可以参考。

允斌解惑

大海问：谢谢陈老师，我的甜杏仁拌茴香里面还加了豆腐，把蒸熟的豆腐弄碎，一起拌匀，这样可以吗？

允斌答：这样吃很好。

42 三伏天，冬病夏治的好时节

每年 7 ~ 8 月有三伏天气，此时有两个养生重点，一是补气，二是排毒。

三伏是一年中最热的一段时间，我们的身体会出大量的汗，气也随之而泄，人就会亏气，也就是所谓的"一夏无病三分虚"，所以这时候要吃补气的食物。黄芪粥是最佳选择，补气作用强，还能调理慢性病。关于三伏喝黄芪粥，可以参见《回家吃饭的智慧》中的详细介绍。

三伏的第二个养生重点是排毒。三伏天，人体的阳气与天地阳气内外呼应，谓之"天灸"，就像是老天爷在给我们做艾灸，是冬病夏治的大好时机，最适宜运用刮痧、拔罐、伏贴等传统外治法。

三伏分为初伏、中伏、末伏，每一伏是 10 天，一共 30 天。有些年份有闰中伏，那么就是总共 40 天。

无论是看公历还是农历，每一年入伏的时间都不一样。这是因为三伏的计算方法比较特别：夏至三庚入头伏，立秋一庚入末伏。

古人用天干地支来记录日期。天干的数字有 10 个，依次配一日，每隔 10 天轮回一次——甲日、乙日、丙日、丁日、戊日、己日、庚日、辛日、壬日、癸日，然后再重新从甲日开始。"三庚"，就是从夏至之后的第一个庚日数起，过 20 天，到第 3 个庚日，就是入伏日，也就是头伏第一天。

为何选"庚"日来定伏日呢？因为庚在五行中属金，配的脏腑是肺。而三伏，就是我们通过肺来排毒的时机。

43 夏季排毒的外用好方：三伏贴

中医所说的"肺"，是一个系统，它包括肺、大肠、皮肤和毛孔。在三伏的时候，我们用外治法，就是通过皮肤来引毒外出。

很多朋友喜欢刮痧、拔罐，这都是"泻"法，即排毒法，适宜春夏，不适宜秋冬，因为春夏排毒，秋冬收藏。而最适宜的时间段，就是三伏。

特别是三伏贴，建议大家一定要做。三伏贴对于每年冬季反复发作的咳嗽、哮喘、慢性支气管炎、关节炎效果都很好，小孩冬季爱感冒、长期咳喘的，很多人坚持三年下来就不再复发了。除此之外，它也是夏季排毒的一个好方法。

每年一到三伏，医院门口就排起大长队。其实，如果是为了保健而贴，可以在家自制三伏贴，方法很简单。

一、家庭保健三伏贴需要的材料

基本材料：伤湿止痛膏、生姜片、瓷勺、香油

选用（没有可不要）：真空气罐

二、贴三伏贴的时间

（1）头伏的第一天。

（2）二伏的第一天。

（3）三伏的第一天。

三伏贴是在每伏的第一天贴，也就是每隔 10 天贴一次。如果要加强效果，可以在每伏期间贴 3 次，每隔 3 天贴一次。

三、家庭简易三伏贴步骤

第一天：贴敷

（1）开穴：用真空气罐在穴位拔罐，留罐 5 分钟后取下，立即用生姜片涂擦拔罐部位。如果没有真空气罐，可以省略拔罐步骤，直接用生姜片涂擦。

（2）贴敷：将普通的伤湿止痛膏剪成合适大小，贴在穴位上。成人贴 2 ~ 6 小时，儿童贴 0.5 ~ 2 小时取下。如果贴后感觉皮肤特别发痒或不舒服，可以提前取下来。

第二天：刮痧

如果贴后第二天感觉局部皮肤发痒，这是排毒的好现象，要以刮痧来辅助。没有刮痧板，可以用家用的小瓷勺，蘸上芝麻香油在发痒的部位刮痧。刮出痧痕后，发痒的感觉就会消失了。

四、贴敷部位

主要沿后背双侧膀胱经往下贴，根据需要可以加上胸腹和四肢各经络的穴位。

	亚健康问题	三伏贴部位
脏腑保健	三伏贴常规穴位，其他亚健康问题可以在此基础上加贴特殊穴位	1. 关元（肚脐下四横指处）； 2. 膻中（前胸正中两乳之间）； 3. 三阴交（小腿部内脚踝上方四横指处）； 4. 足三里（膝盖外侧往下四横指处）； 5. 大椎（低头，项背部凸起的骨头下方凹陷处）； 6. 肺俞、膈俞、心俞、脾俞、肾俞（后背脊柱两侧膀胱经沿线）； 7. 八髎（后腰下方骶骨两侧，8个穴位）
呼吸系统	慢性咽炎、经常咳嗽、气喘、痰多、气管炎、支气管炎	1. 膏肓（后背肩胛骨内侧）； 2. 定喘（大椎穴旁开0.5寸处）； 3. 中府（将右手食指、中指、无名指并拢，放在左胸锁骨窝下方，中指指腹所在位置）； 4. 风门（大椎往下脊柱第二个凹处旁开两横指，左右两个穴位）
脾胃	脾胃虚弱、消化不良、胃痛	1. 中脘（肚脐上五横指处）； 2. 胃俞（后腰正中与肚脐相对处是第2腰椎棘突，往上数两个棘突，是第12胸椎棘突，左右旁开两横指处）
妇科	宫寒、白带异常、月经不调、乳腺增生、卵巢囊肿、子宫肌瘤	1. 命门（后腰正中部与肚脐相对处）； 2. 八髎一定要多贴几次
男科	肾虚、肝肾囊肿、性功能障碍、前列腺增生	1. 中极（肚脐下方五横指处）； 2. 命门（后腰正中部与肚脐相对处）； 3. 八髎一定要多贴几次
腰腿关节	劳损或受寒引起的腰腿关节等局部疼痛、关节炎	1. 阿是穴（即疼痛点）； 2. 命门（后腰正中部与肚脐相对处）； 3. 悬钟（外脚踝尖往上四横指处）
肩颈	颈椎病、肩周炎、肩背酸痛	1. 大椎（低头，项背部凸起的骨头下方凹陷处）； 2. 肩井（两侧肩膀上方）

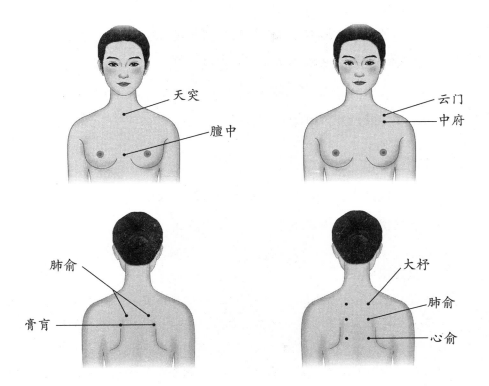

天突：胸骨上窝正中。

主治：咳嗽、气喘、胸闷、咽喉肿痛、暴喑、噎膈。

肺俞：第3椎棘突下，旁开1.5寸。

主治：咳嗽、气喘、胸痛、吐血、潮热、盗汗、鼻塞。

膻中：前正中线，平第4肋间隙。

主治：咳嗽、气喘、胸痛、心悸、乳少、呕吐、噎膈。

膏肓：第4胸椎棘突下，旁开3寸。

主治：健忘、心气不足、咳嗽、气喘，心脏保健。

五、禁忌

（1）贴时不要吹空调。

（2）不能贴在皮肤有创伤、湿疹、过敏的部位。

（3）感冒发烧、咳嗽痰黄时不可以贴。

（4）正在生病的人，特别是急性发作期的人，必须咨询医生意见。

（5）孕妇及两岁以下的儿童慎用。

六、饮食宜忌

（1）贴伏贴当天忌吃生冷、海鲜、辛辣的食物。

（2）贴伏贴当天喝玫瑰红糖茶，效果更好。

允斌叮嘱

① 伏贴是引毒外出的方法，贴后出现皮肤发红、起水泡、色素沉着都是正常现象。皮肤娇嫩的朋友，可以贴的时间短一点。

有些朋友担心自己贴找不准穴位，其实膏药面积大，在大致的位置贴上都能覆盖到穴位。在后背贴时，用整张的伤湿止痛膏，沿着脊柱两侧左右对称往下贴，一张膏药就能覆盖膀胱经的两条线，一次可以贴到两三个穴位。

② 女性生理期贴伏贴，不拔罐和刮痧，只做贴敷。

③ 每一次贴伏贴前拔几分钟罐有利于开穴，但如果没有条件可以不拔。贴伏贴之后第二天或第三天，可以用刮痧来加强排毒的效果。如果局部没有发痒的感觉，也可以不刮。

④ 如果贴伏当天遇到阴雨天气，则推迟一天再做。

贴敷的最佳时间是上午。但很多朋友由于上班等原因不一定做得到，那就不要拘泥于时间，晚点做也是可以的。甚至如果没有赶上入伏那天，第二天也可以补做。

养生与治病不同，以方便实施为原则。不用等到万事俱备才来做，那可能已经迟了。就从现在开始，能做多少做多少，尽力就好。

⑤ 贴的当天不能吹空调。

玫瑰红糖茶

做法： 干玫瑰花 12 朵，红糖适量，开水冲泡，代茶饮用。

读者评论

梦回大清 _69524：上次您讲授完三伏贴以后，我回家贴了，后来鼻炎症状明显有好转了，晚上能睡着了。

晴：孩子上幼儿园后感冒咳嗽增多了，我给家人做了两年三伏贴，孩子的咳嗽比去年明显减少了很多，我自己几乎不怎么咳嗽了。每当看到邻居去医院排很长的队伍贴三伏贴时，我在家轻轻松松就搞定了，心中真的很佩服老师自创的三伏贴法。

瑶瑶：跟着女神贴三伏贴。三伏时，最好的排毒渠道是皮肤，利用伏贴来排毒正合适，可以达到冬病夏治的效果。

钟敏华：今年第一次贴，夫妻俩早早起床泡好玫瑰红糖茶，吃完早餐后用生姜搽后就贴，贴了之后药物渗透进去感觉好舒服。

Cy：今天贴了三伏贴，现在后背通畅。前几天累得腰酸背痛的，而且贴完后，中午我竟然犯困，睡了一觉。我睡眠一直不好，要么睡不着，要么就易醒。

梅花：此时还是三伏天吗？同样的天，昨天还大汗淋漓的，今天身上、背上贴着三伏贴，怎么这么舒服？！凉飕飕的，汗水都没有，根本就不用吹风、开空调，感受太深了，真的太好了，谢谢老师，爱你！

允斌解惑

问：去年取末伏贴时膏肓附近都是水，一直不痒。今年是八髎至腰阳关穴处痒，美容院的人说我的罐印淡，但八髎至腰阳关穴处的罐印发青，虽然伏贴贴完了，我的腰要不要每隔几天再去做做按摩、刮痧、拔罐？

允斌答：可以在痒的地方做一下刮痧。

问：请问陈老师，自己贴后背不方便，是否可以只贴足三里和三阴交？这样有作用吗？这两个穴位应该按照什么方向刮痧？是由上而下地刮痧吗？谢谢！

答：贴足三里和三阴交对呼吸道疾病冬病夏治帮助不大，但也有保健作用。这两个穴位不需要刮痧。

问：陈老师，今天去医院贴了三伏帖，取下来后皮肤有强烈被灼伤的感觉，洗澡完全不能沾热水，这是正常的么？

允斌答：正常的。注意保护皮肤，防止感染。

问：我们有个同事去年就去医院贴了三伏帖，今年还看得到贴过的痕迹，是皮肤被烧伤留下的疤痕么？

允斌答：是色素沉着。一般时间长了会消退的。

紫舟问：老师我正好碰到生理期，但我肩、臀、膝盖疼可以贴阿是穴吧？

允斌答：可以的。

丫丫问：老师你好，家里没有红糖了，单喝玫瑰花茶可以吗？效果会不会大打折扣？

允斌答：红糖是这个方子的主要材料。

红茶问：老师，我按照你的方法连续贴两年了，今年接着贴，但是一吹空调，脚就感觉进风、凉，咋贴？

允斌答：贴膝盖、涌泉。

智逸智贤问：老师，我儿子 11 岁，贴三伏贴的话，晚上洗完澡可以贴吗？白天我上班，没时间，他贴了也喝玫瑰茶吗？

允斌答：可以的。

杨帆问：请问老师，我买的是伤湿祛痛膏可以贴吗？不知道和伤湿止痛膏有没有区别？

允斌答：可以的。

甜辣椒问：老师，贴好三伏贴当天手能沾冷水吗？比如洗菜、洗衣服之类的。

允斌答：不是冰凉的就可以。

宝贝问：老师，2 周岁和 5 周岁的宝宝能贴吗？

允斌答：可以的，但时间必须短，因为孩子皮肤娇嫩容易过敏。

艾叶问：我已做好准备，穴位也认真地学习了一遍，期待给孩子贴！前几日，我抬东西扭到肩膀，贴了一张伤湿止痛膏，很红、很痒，非常难受。我怀疑是过敏，还是排毒反应？

允斌答：是过敏。

若末问：陈老师，在家里贴三伏贴用云南白药膏贴，行吗？

允斌答：可以的。

安婴堂问：老师你好，我按你的方法贴了三伏贴，贴完后，痒得受不了，还有小米大小的水泡，怎么处理？有小水泡不能刮痧吧？

允斌答：出泡是排出湿毒，对身体是好事，但对皮肤来说容易过敏，注意防感染，不要刮痧。

王蓓问：陈老师，我怀孕了，想给年纪大的爸爸妈妈贴可以吗？病气不知道会不会散到自己身上呢？

允斌答：要注意。

流年似水问：孕妇早期可以贴吗？

允斌答：不贴。

荔枝问：做三伏贴前给人刮痧，为啥要口含生姜片？

允斌答：避病气。

桢彬问：老师，喝玫瑰红糖水排了一晚上的气，是怎么回事呢？

允斌答：加姜枣。

44 七夕女儿节：
给爱的人熬一锅"相思长生粥"

七月七日长生殿，夜半无人私语时。在天愿作比翼鸟，在地愿为连理枝。

这几句诗出自白居易著名的长诗《长恨歌》，写的是唐玄宗和杨贵妃的情事。自从 8 岁那年背诵了这首诗，七夕节给我的印象就是一个既浪漫又感伤的节日。

今天人们称它为"中国情人节"，其实它也是中国的"女儿节"。女孩儿在这一天要向织女"乞巧"，希望自己能够心灵手巧，获得美满姻缘。

这样唯美的女儿节，我们就来喝一碗赏心悦目的"相思长生粥"吧。它也是一道长夏养生粥。

农历的七月初七，是在公历 8 月的上中旬，多为三伏的末伏期间，正是中医所说的"长夏"。经历了伏天后，人体气血消耗较多，也蓄积了不少湿毒。所以，长夏养生的重点要以祛湿热为主，兼补气血。"相思长生粥"就可以起到这个作用。您如果喜欢的话，可以一直喝到长夏结束。

相思长生粥

原料： 红小豆、绿豆、花生、大米各1两（50克）。

做法： 将所有原料加冷水下锅煮成粥。

功效： 补气养血，解毒祛湿。

允斌叮嘱

① 红小豆就是赤小豆，与绿豆相配加强祛湿功效又不寒凉。

② 花生一定要带红皮。

③ 长夏期间每天喝一次。如果天气湿热，可以喝到九月初。

④ 可以加蜂蜜调味。

⑤ 老年人和一岁多的儿童都可以喝。

⑥ 这几种原料放在一起做豆浆也可以的。

读者评论

雨：现在每天早上都喝相思长生粥，味道很好，而且这款粥跟姜枣茶一样，配料看似普通，益处多多，谢谢陈老师！跟着您吃，调理好了我因为错误减肥而落下的很多小毛病。

轻舞飞扬：银耳莲子羹秋分开始喝起来。相思长生粥一直喝到现在，腰腹赘肉竟然消失了，太神奇了，感谢陈允斌老师！

允斌解惑

问：月经期间可以喝吗？

允斌答： 可以减去绿豆。

问：这个粥对冬天手脚冰凉、夏天发烫有效吗？

允斌答： 这种现象是血虚，吃花生会有帮助。

问：还挺好喝呢，一碗下去，竟然牙龈不痛了，这也太神奇了！

允斌答："相思长生粥"里的红小豆就是赤小豆，与绿豆相配加强祛湿功效又不寒凉。

问：陈老师，我把这几种放在一起做豆浆可以吗？

允斌答：做豆浆也可以的。

问：简单又养血又祛湿的相思粥可不可以加点薏米呢？

允斌答：不便溏的人可以的。

问：不是说红豆和绿豆一起不好吗？

允斌答：搭配得当有特别效果。

小小花卷问：可不可以各 2 两呢，老师？家里人多。

允斌答：当然可以。

´△`文娜问：立秋之后已经吃了，没事吧？

允斌答：这粥是适合长夏养生的，立秋之后一个月都可以吃。

秋天到了，别再吃寒湿的东西，免得伤了脾，脾湿则生痰湿，从而引起咳嗽。《黄帝内经》里有一句"秋伤于湿，冬必咳嗽"，说的是同样的道理。因为我们的身体随着季节的转换，已然悄悄地在变，该是转身换一种活法的时候了，此时，阳气要开始往回收了，饮食也要随之调整。

怎么调整呢？请注意这三点：

（1）秋不食瓜。这个瓜指的是西瓜。西瓜是夏天的水果，现在要少吃了。立秋后大量吃西瓜，很伤脾，容易引发秋季的慢性腹泻，或是腹部发胖。

（2）吃应季的酸味水果，如桃子、葡萄，可护肝养血。

（3）减少凉菜。

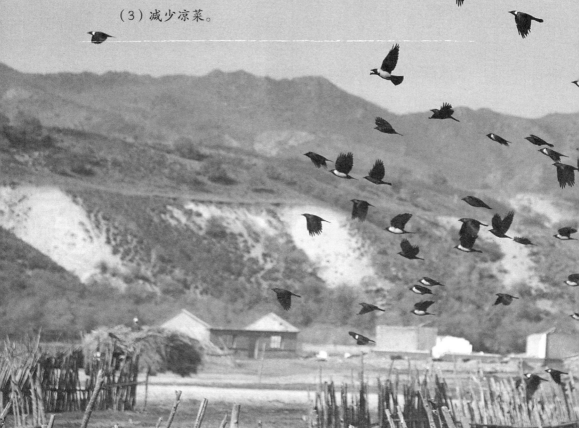

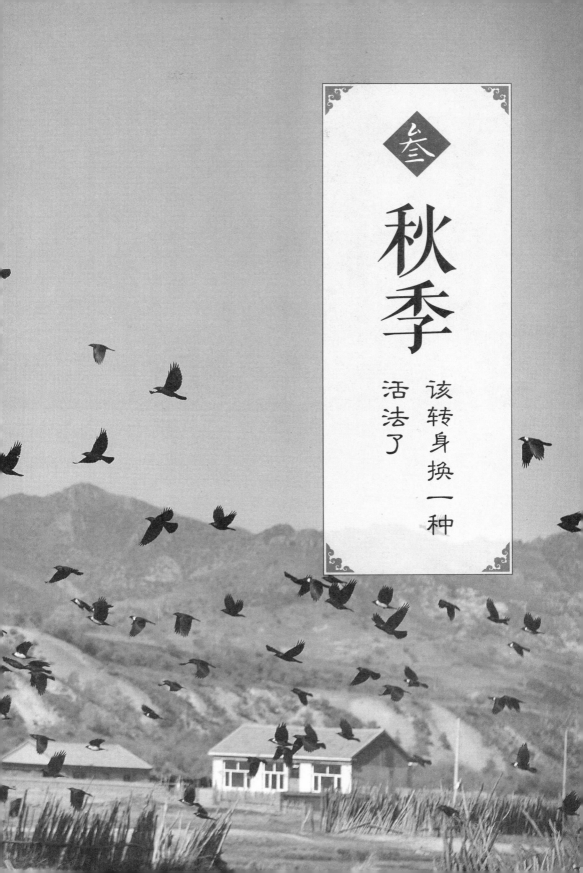

叁

秋季

该转身换一种
活法了

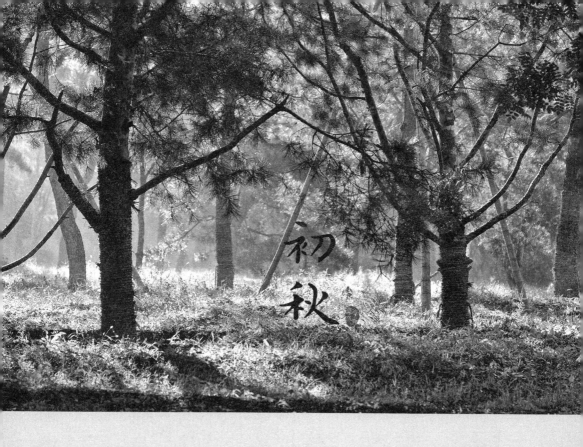

初秋

○初秋：立秋、处暑

节日：七夕节

时间：秋天第一个月

养生重点：补气、祛湿

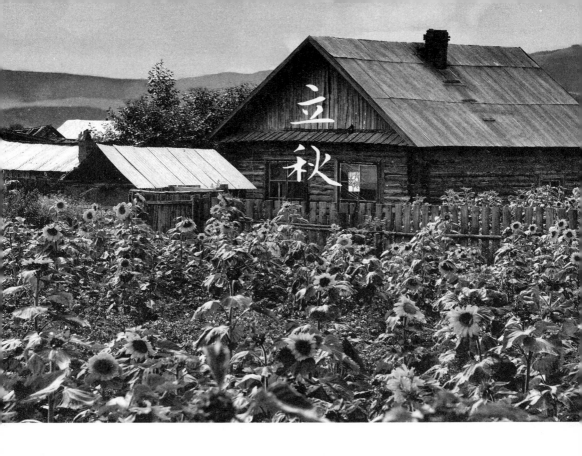

立秋节气音频

　　立秋，每年的立秋是在8月的7日到9日之间，那时候大部分地区天气依然很热。许多人还习惯照着夏天的活法过日子，喝冷饮，吹空调，吃冰西瓜……等到九、十月天气渐冷，毛病就出来了，有人拉肚子，有人咳嗽，有人发胖，有人感觉身上没力气。这都是"秋行夏令"的结果。此时，要贴秋膘，给我们的人体补气、补能量。

1 立秋时节，"睡起秋色无觅处" "一宿秋风未觉凉"

一年有四立——立春、立夏、立秋、立冬，分别代表一个季节的开始。在四立之中，立秋所代表的换季最容易被人忽视。每年的立秋是在 8 月的 7 日到 9 日之间，那时候大部分地区天气依然很热。妈妈常说，立秋后还有二十四个秋老虎，意思是立秋后还会有二十多天炎热的天气。古人写立秋，也会感叹"睡起秋色无觅处""一宿秋风未觉凉"，好像找不到秋天的感觉。

今天的人对立秋就更不敏感了。立秋后的八月，我们许多人还习惯照着夏天的活法过日子，喝冷饮，吹空调，吃冰西瓜……等到九、十月天气渐冷，毛病就出来了，有人拉肚子，有人咳嗽，有人发胖，有人感觉身上没力气。这都是"秋行夏令"的结果。

其实，立秋时不论身上感受到的气温如何，天地之气已经转换了，而且向我们露出了端倪。如果您总待在房里，不容易体会到这一点。而喜欢自然生活的人都会发现，立秋那天，一般会刮点风，跟夏季的热风不一样，它是带着些许凉意的。这是立秋给我们的重要信号——凉风起，是天地阳气渐收的表现。从此时开始，早晚的温差就慢慢变大了。

北方地区有民俗：立秋日，小孩子一天不许喝凉水，这样到冬天不容易咳嗽。其实就是在说，秋天到了，别再吃寒湿的东西，免得伤了脾，脾湿则生痰湿，从而引起咳嗽。《黄帝内经》里有一句"秋伤于湿，冬必咳嗽"，说的是同样的道理。因为我们的身体随着季节的转换，已然悄悄地在变。您的阳气要开始往回收了，饮食也要随之调整。

怎么调整呢？请注意这三点：

（1）秋不食瓜。这个瓜指的是西瓜。西瓜是夏天的水果，现在要少吃了。立秋后大量吃西瓜，很伤脾，容易引发秋季的慢性腹泻，或是腹部发胖。

（2）吃应季的酸味水果，如桃子、葡萄，可护肝养血。

（3）减少凉菜，增加热菜。饮食中油和蛋白质的比例要适当增加了，不宜再像夏天那样清淡。

立秋之后的一个月，是初秋，养生的重点在哪呢？四个字：补气祛湿。

立秋之后的一段时间，是中医所说的"长夏"，这个时候会出现一个特别影响您健康的现象，叫作"湿气及体"——空气中的湿气往下走侵袭人体，而人体内原有的湿气也不容易排出，反而有蓄积往下走的趋势。湿邪一旦在人体盘踞下来，就会"恋恋"不去，很难清除。所以这时您要抓紧祛湿。祛湿需要能量——人体的"气"。但刚从一个夏天的暑热中脱身，我们的气多少有点亏虚，所以这时候要想法补一补，给身体加油。

从立秋到处暑，是初秋的前半个月，这 15 天的重点是补脾气，祛脾湿。

从处暑到白露，是初秋的后半个月，这 15 天的重点是补脾兼补肾气，清利下焦湿气。

② 为什么会秋乏？为什么立秋要贴秋膘

老年人常说一句话："春困秋乏夏打盹，睡不醒的冬三月。"好像说这个人特别懒，一年四季都睡不醒的样子。实际上春困和秋乏是两个概念，原因是不一样的，表现也不同。

春天那种困，困在午后，是感觉一到下午的时候，人就困了，特别想眯一会儿。而秋天的乏是什么呢？乏在清晨，早上不太想起床，醒了还想睡，睡不够，浑身有点无力。

秋乏是两个原因造成的。第一，秋季晚上的时间越来越长了，而夏天的夜晚很短，那时我们睡得相对少一点。如果到了秋天，一时没调过来，还继续夏天的作息，睡得不够，早上醒来就会乏。第二，夏天我们的血液都往体表涌，秋天一到，天气一凉，骤然一冷，毛孔收缩，血就往体内回流，其实血是去脏腑里工作了，这时候你会觉得乏。这种乏是夏天"虚"带来的一个后遗症。老话讲，"一夏无病三分虚"。当人虚了以后，自然就会觉得无力——中医叫气虚无力。

秋乏，应该说是人到秋天时的一种正常生理现象。

那面对这种秋乏，有什么样的方式可以提神呢？**其实，等您感觉到秋乏的时候，要想调节已经晚了些。**

应该什么时候调节呢？从立秋就要开始调节。立秋有一个老话叫什么？贴秋膘！

为什么要贴秋膘呢？其实就是给我们的人体补气、补能量。如果立秋时把秋膘给贴好了，秋天就不容易乏。

贴秋膘有很多讲究，北方人一般吃饺子，而南方人讲究煲肉汤。其实，不管吃什么，最重要就是要增加蛋白质和油脂的摄入量，那样就把膘给贴上了。贴秋膘其实不是说真的让我们长胖，关键补的是一个气。在《回家吃饭的智慧》中，给大家推荐过一个十全大补酒糟鸡，适合体质虚弱的人用来贴秋膘。

读者评论

守护：我病后和虚亏时就会吃上一至两周"十全大补酒糟鸡"，不但味道好，还觉得有力气了。

络：这几天回老家，做十全大补汤给爷爷喝，爷爷一直赞叹好吃。感恩陈允斌老师，家常便饭，吃出健康。

③ 立秋时节的食方：补气黄芪粥

黄芪粥，给身体补充正能量很快

立秋时必须得补一补，冬天才好过，不容易怕冷，也不容易生病。体虚瘦弱的人，可以吃十全大补酒糟鸡。其他的人呢，也最好吃些补气的食物来帮帮辛苦一夏的身体。

立秋之日还在三伏天之中，以前推荐大家在三伏天补气用的黄芪粥，这时一定要喝。

黄芪，有点偏温性，有时会让人上火。但唯独在三伏天和立秋后的长夏，大多数人都可以用，这是唯一一个可以放心用黄芪的好时候。在其他的季节，您还真的要斟酌一下自己的体质，气虚的人用比较合适，而阴虚有内热的人就要谨慎。

立秋时用黄芪，配上大米煮粥是最好的。大米也是补气的，可以增强黄芪的补益作用，效果比直接喝黄芪水要好。黄芪煮粥味道也不错，有淡淡的甘味和豆浆的香味，全家人都能喝。黄芪粥虽然带甜味，对糖尿病人却很适宜，还有降血糖的作用。

补气黄芪粥做法一

原料： 黄芪 300 克、大米 500 克（2 人份 5 天用量）。

做法：

① 将黄芪加 10～15 杯（普通的马克杯一杯水约 300 毫升）清水浸泡 30 分钟，连水一起烧开，中火煮 30 分钟，将药汁滗出备用。

② 再加等量的清水烧开后煮 15 分钟，再次滗出药汁。

③ 重复第二步的过程。

④ 将煮过的黄芪药渣捞出扔掉。将三次煮过的药汁混合，放入冰箱保存。

⑤ 每天早上取 1/5 的黄芪水，加入 100 克大米，加适量水煮成稀粥即成。

补气黄芪粥做法二（懒人做法）

原料： 黄芪（柳叶片）60 克、大米 100 克（2 人份 1 天用量）。

做法：

① 黄芪柳叶片用清水浸泡一晚。

② 加 100 克大米一起煮成稀粥。

③ 食用时将黄芪药渣捞出不要。

功效

① 扩张血管，降血压，防治中风和高血压。

② 固表止汗，增强抵抗力，预防感冒。

③ 促使皮肤疮疡中的脓毒排出。

④ 促进手术后伤口的愈合。

⑤ 健脾益气，适合慢性病（高血压、糖尿病、慢性肾炎等）体虚的人进补，以及大病初愈的人调养。

⑥ 调理气虚型肥胖（一动就爱出汗，上楼气喘吁吁，腹部虽然胖但一按能按下去，肉是松软的）。

允斌叮嘱

感冒、咳嗽痰多不可喝黄芪粥，否则易将病邪封在体内不能宣泄出去。凡是外感病邪，有急性症状时都不宜补，而是应该吃发散的食物，比如风寒感冒时喝姜汤将表邪发散掉。

黄芪晒干后会切成不同形状，整根的黄芪必须三煎三煮，现在药店出售的多为柳叶片，即斜着切成的薄片，这样直接煮在粥里很方便。

怎样挑选好的黄芪

（1）闻：优质、新鲜的黄芪，有一股浓郁的豆香味。陈旧的黄芪闻不到什么味道。

（2）尝：黄芪是可以生嚼着吃的。取一片放嘴里尝一尝，好的黄芪味道甘甜。如果有酸味、怪味，是熏过硫黄的。

（3）看：黄芪是植物的根部，表皮偏褐色，里边发黄。外圈发黑的有可能发霉了。切片的黄芪，不是越大越好。有一种特别宽的黄芪片，薄薄的，外形很好看，价格也贵，是普通黄芪用机器压扁拼接而成的。因为薄，所以用来泡茶喝比较容易出味。如果在家炖煮，就没有必要买这种了。

（4）产地：直接从产地购买（比如通过网络购买）更有机会买到优质、新鲜的黄芪。黄芪的产地主要在西北和东北。我个人比较偏好产于甘肃的黄芪。

读者评论

银蕊：三伏天的黄芪粥，喝过后，身体有劲儿了，去年一冬天没有咳嗽。

平安：黄芪对我来说特别合适，一直不知道自己气虚，后果很严重，月经不正常，最后上手术台。你的读者给我介绍黄芪，用后我慢慢恢复。一年后，我已经能干以前的体力活，人也慢慢变瘦。感谢老师！

简单：这个效果真的特别好，补气生血。原来体质差，特别爱感冒，吃了一段时间，感冒少了，人精神好了。最开心的是，脸上的斑点淡了很多，皮肤也白了。

Lucy：按老师说的时间段吃了补气黄芪粥，那个夏天之后，觉得自己气足了。特别明显的表现是说话声音大了，妈妈还开玩笑说我打喷嚏声音都洪亮了。

小巧玲珑：感觉神仙姜枣茶、补气黄芪粥对我的寒湿体质效果特别好！顺时吃，整个人感觉很舒服、很有劲，说话中气也很足。以后到节气，我延长时间吃久点！

允斌解惑

心本无尘问：入伏开始早上喝黄芪粥，下午可以喝荷叶水或荷叶粥吗？

允斌答：可以的。

英子问：这么多年来，小女的每次感冒、发烧都是采用老师的药方，药到病除！请问老师，30克黄芪煮粥是一家人的量吗？12岁女孩能喝吗？怀孕5个月的孕妇能喝吗？这些年来，托老师的福按季养生，身体好多了，气色也好了，感谢老师！

允斌答：是否能喝要根据具体身体情况，可以对照《回家吃饭的智慧》中讲黄芪的适合与不适合的详细内容来判断。

清梅傲雪问：请问老师这粥需要吃多长时间？谢谢！

允斌答：吃到三伏结束。

逍遥侠问：陈老师，您说黄芪要三煎三煮，我可否直接熬2小时，效果一样吗？

允斌答：不一样。

云淡风轻问：陈老师，我是阴虚体质，三伏天吃黄芪粥会上火吗？

允斌答：如果阴虚火旺，就没有必要吃黄芪。

禾惠问：陈老师，我买的黄芪已打好粉，是否粥煮好前放进去？效果和三煎三煮一样吗？

允斌答：黄芪粉可以和粥一起煮。

荧婧问：陈老师好！请问黄芪水可以用来煲五谷杂粮粥吗？

允斌答：可以的。

海风飘飘问：陈老师，我怀孕 7 个月，每天都坚持喝姜枣水，最近牙痛还要继续喝吗？马上要进入三伏天了，准备喝黄芪，请问我可以喝吗？

允斌答：不喝。下个月你可以喝豆浆煮鸭蛋。

初见问：老师，产后可以喝黄芪煮水或者黄芪粥吗？

允斌答：可以的。

浅尝幸福问：陈老师在推荐的黄芪粥中说风寒感冒不能吃，想问陈老师风热感冒能吃吗？

允斌答：也不能。

女科汪蛋"老羞俩好问：我买了您的书，看到有些同样的药功效不一样。那么是用炙黄芪还是普通的黄芪呢？

允斌答：普通黄芪。

Evawang 问：陈老师，我是过敏体质，长期气血不足，湿疹经常发作，奇痒难忍，有什么办法调理吗？本来特别怕冷，夏天甚至怕吹空调，三伏天坚持喝黄芪粥后明显改善了。但是您在书上说，湿热体质不适合吃银耳，又说银耳可以调理皮肤干燥，就我的情况来看该不该吃？

允斌答：你不是湿热而是寒湿。继续坚持喝黄芪，可以加大剂量，煮水喝。

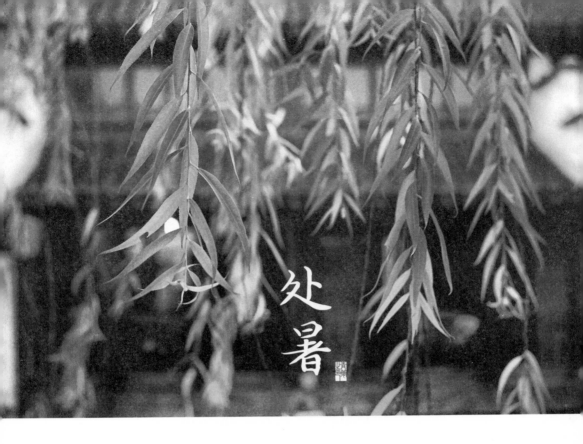

处暑

处暑节气音频

　　每年的 8 月 23 日左右交处暑节气。处暑，意味着暑气到此而止。此时晚上出门散步，凉风习习，拂在身上非常惬意，堪称"新凉值万金"。

　　此时虽天气渐渐干爽，秋意已有，但夏季的湿气还未全消，还需用饮食彻底送走盘踞在人体下焦顽固的湿气，所以我们不仅要补脾气，还要补足肾气。

④ 处暑时节，暑湿犹在，"新凉值万金"

立秋后到出伏之前，暑气压制着秋气。出了三伏天，到了处暑的时候，秋气开始驱散暑气。秋天的感觉慢慢来了。处暑，意味着暑气到此而止。

每年的 8 月 23 日左右交处暑节气。在此前后，也是出伏的日子。**此时晚上出门散步，凉风习习，拂在身上非常惬意，古人特别珍惜这种感受，赞之为"新凉值万金"。**

此时虽天气渐渐干爽，秋意已有，但夏季的湿气还未全消，古人对此观察得很细致："湿土之令，始于大暑，终于白露。"在白露之前，湿气还在。因此不要急着去补阴，还需用饮食彻底送走暑湿。

湿是水的一种，特点是往低处流。人体内的湿气也是如此，而且以下焦为重。盘踞在人体下焦的湿气是最顽固的，很难清除。肾主水，又是下焦的主脏，补好肾气，才能更好地清利下焦的湿气。

从处暑到白露，是初秋的后半个月。这两周的养生重点仍然在于**补气祛湿。**但与初秋的前半个月有区别的是，此时不仅要补脾气，还要补足肾气，祛湿的重点是在下焦。

⑤ 处暑时节的食方：出伏送暑补肾汤

处暑的时候，可以喝一道"出伏送暑补肾汤"。这道汤是纯素的，补养的效果却很好，既可以清热利湿、补益肾气，调理下焦湿热、小便异常、白带，又能补肾健脾，很适合处暑到白露这两周的天气。

出伏送暑补肾汤

原料：豆腐1块、豇豆角1把、空心菜1把、胡椒粉、油、盐。

做法：

① 豆腐切小方块，豇豆角切约2寸长的段，空心菜取嫩茎叶。

② 锅内放清水，水开后放少许盐和植物油，加入豆腐和豇豆角煮熟。

③ 豇豆角熟透后，加入空心菜，不要盖锅盖。

④ 待锅内汤再次沸腾后，撒胡椒粉起锅。

允斌叮嘱

① 在这道汤里，豇豆角和空心菜是主角，不要轻易替换成别的蔬菜。豇豆角是少数可以补肾气的蔬菜之一。而空心菜有打通人体水液输送的通道，促使多余水湿从小便处排出的作用。

② 出伏送暑补肾汤口感很清甜，幼儿和孕妇也可以喝，全家老小都适宜。如果你喝了觉得很对自己的胃口，一周两三次甚至天天喝，继续喝下去直到应季的豇豆角下市为止都没问题。

③ 应季的新鲜豇豆角下市买不到了，可以换成泡豇豆角。这样，汤的味道会从清甜变成微酸，更适合紧随其后的深秋时光，效果也会有些微的变化，除了原有的补肾功能，还增加了养肝的好处。

处暑到白露，还不是吃萝卜的时候

要注意，这个时候还不到吃萝卜的季节。夏天的虚没有完全补好之前，不适宜散气。萝卜、陈皮这些理气的食物，现在还不适合多吃。如果夏天晒黑了，这时不妨每天晚上喝杯柠檬蜂蜜水，帮助恢复白皙的肤色。

读者评论

运城米米：我觉得出伏送暑补肾汤效果很好，口感清淡美味。

允斌解惑

乐悠悠问：允斌老师，新鲜豇豆和泡豇豆各有其效，那能否同时放？

允斌答：可以的。

Li 问：感谢老师温馨提示，产妇能喝这道汤吗？谢谢老师。

允斌答：可以的。

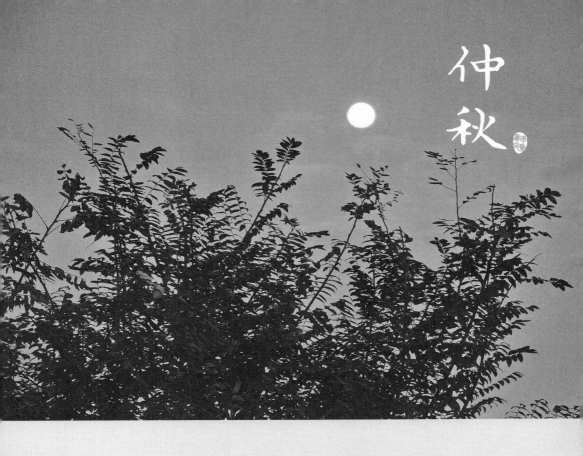

仲秋

养生重点：润肺、滋阴

○仲秋：白露、秋分

节日：中秋节

时间：秋天第二个月

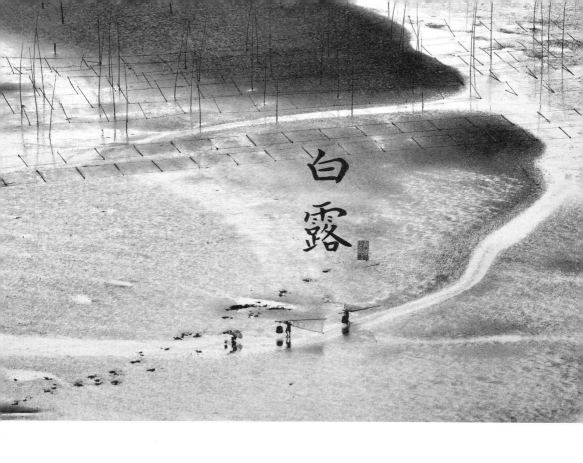

白露

白露节气音频

白露，每年的9月7日到9日之间交白露节气，此时天渐转凉，露渐浓，引得游子起思乡之意。不妨给远方的父母发个信息，提醒他们珍重加衣，将夜里盖的夏季凉被换成秋被。古人说，伤春悲秋，秋天的忧思伤的是五脏中的肺。秋风凉，风寒袭表，袭击的也是我们的肺脏。因此，白露时节的养生，要以养肺为先，以清润为主，不宜大补。

6 白露时节，一岁露从今夜白，易悲秋，宜养肺

白露，在每年 9 月 7 日到 9 日。这是一个很有诗意的节气：一岁露从今夜白。真的好像是一夜之间发生了变化。白露之后进山游玩，一定要赶在日出时起早出门，你会发现漫山遍野的草木上好像落了一层白白的薄雪似的，阳光一照，闪着白茫茫的亮晶晶的光，那就是凝结的露水。成千上万颗露水凝聚在一起，远看好似白色，所以这个时节叫白露。

白露时，昼夜温差达到顶点。此时天渐转凉，露渐浓，引得游子起思乡之意。不妨给远方的父母发个信息，提醒他们珍重加衣，将夜里盖的夏季凉被换成秋被。古人说，伤春悲秋，秋天的忧思伤的是五脏中的肺。秋风凉，风寒袭表，袭击的也是我们的肺脏。因此，白露时节的养生，要以养肺为先。

养肺对很多人来说太重要了。特别是平常话说得比较多的人，比如教师、销售、主持人等，这类人群常有气短、慢性咽炎等症状。

秋天养肺也要分阶段。白露节气的 15 天，养肺以清润为主，不宜补。吃梨是很好的选择。

7 白露时节的养肺食方：红酒炖梨

秋天的应季水果——梨是专门润肺的。但梨偏寒性，有内热的人吃很合适，老人、胃寒或是寒凉体质的人就不宜过多生食。

许多人爱吃冰糖炖梨，热热地吃下去觉得舒服一点。不过，对于体弱的老人和偏寒体质的人，加热也不能去除梨的寒性。

我们所说的食物具有寒、热、温、凉四性，并非是指物理的温度，而是指吃下去之后对人体所起的作用。含淀粉质高的食物，煮熟之后淀粉变性，能减轻寒性。而像梨这样水分丰富的水果，加热之后，依然是寒性的。正所谓江山易改，本性难移，不是说简单地改变温度就可以解决寒凉的。就好像大闸蟹是寒凉的，你把它蒸熟了，它还是一样的寒。

怎么吃梨才能让老人家、体弱、体寒的人达到润肺而又不寒凉的效果呢？可以用红酒来炖梨。

红酒炖梨

原料： 梨、红酒、丁香粉（没有可不放）。

做法：

① 把梨用面粉水泡15分钟后洗净，连皮带核一起切成小块（核、皮不要扔）。

② 锅内放入梨块，撒点丁香粉，倒入少量红酒，到淹没梨块一半的位置，红酒量不要多。

③ 不要盖锅盖，用小火炖煮。煮到梨块变红，锅内还剩一点点汁的时候，马上关火起锅。

红酒炖梨
制作视频

功效：润肺，美肤。

允斌叮嘱

① 有三种情况不宜吃：痰多不要吃；风寒感冒不要吃；腹泻不要吃。

② 红酒的量不用放太多，梨的水分很多，煮的时候会出汁。

③ 要把酒和梨汁煮到快干时再起锅。因为这道甜品吃的是梨，不是喝汤。

④ 不要用炒菜的生铁锅（会起氧化反应），用普通的不锈钢锅就可以。

⑤ 煮的时候不要盖锅盖，这样可以把酒气完全散发出来。

⑥ 煮梨的红酒，用最普通的就可以了，煮过之后，就是再名贵的红酒，它的风味也丧失了。甚至还有朋友反馈过，他们用特别好的红酒煮了以后，发现并不好吃。大概是这种红酒的年份比较久，橡木的味道比较重的缘故。我用的红酒是自己酿制的，煮出来的味道反而比买来的红酒好。

⑦ 煮梨时，加上丁香粉能增强护胃的作用。丁香是炖肉的调料，也是一味中药，超市和药房都可以买到。如果没有丁香粉，可以用两三个整个的丁香。没有丁香，不放也是可以的。

⑧ 这道甜品凉吃、热吃都可以，吃起来软软的，味道很不错。酒味都煮掉了，老人、小孩、女性都可以吃。有人问，怕酒精能不能吃呢？如果你可以吃放料酒的菜，那么吃这个就没有问题。

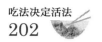
读者评论

以斯贴：谢谢陈老师每个节气的提醒，做了红酒炖梨，很好吃。梨子红红的，没有多少酒气，喝了感觉胃里暖暖的，很舒服，再次谢谢陈老师！

允斌解惑

问：刚吃了超好吃！我可是一个不能喝酒和不爱吃梨的人。平时作为果品甜品也能吃吧？

允斌答：当然可以的。

问：有慢性咽炎能吃吗？慢性咽炎真的是太难受了，有一年了吧，快折磨得我受不了了。

允斌答：可以的。

问：前天我烧了这道红酒炖梨，结果以失败告终。我放了2个梨，烧了20分钟，一开始用大火烧开，后改小火，结果汤汁很多，没有收干就起锅了，可能是梨切太小块了，梨都化了结果烧出来的不好吃，好浓的酒味。

允斌答：少放酒，汤汁收干点。

问：哺乳期可以吃吗？

允斌答：可以的。

问：如果小孩感冒咳嗽时间比较长，能吃梨吗？

允斌答：要看他有没有痰，如果有的话，是不宜吃梨的，只能用梨皮煮水喝。

如果孩子是没有痰而有清鼻涕、还咳嗽的话，那可能是受了一点风寒，这个是风寒咳嗽，跟干咳是两码事。用葱白连须，加上萝卜皮和梨皮，给他煮水喝。用量是1个梨的皮，半个萝卜的皮，葱白是要连根须的，用3根。如果孩子不喜欢葱的味道，可以加一点点糖。喝了以后，风寒散去，清鼻涕会很快止住，咳嗽也能缓解。如果孩子是长期咳，有可能是百日咳，可以用别的方子。

问：请问老师用什么材质的锅煮好呢？

允斌答：都可以，最好不用炒菜的铁锅。

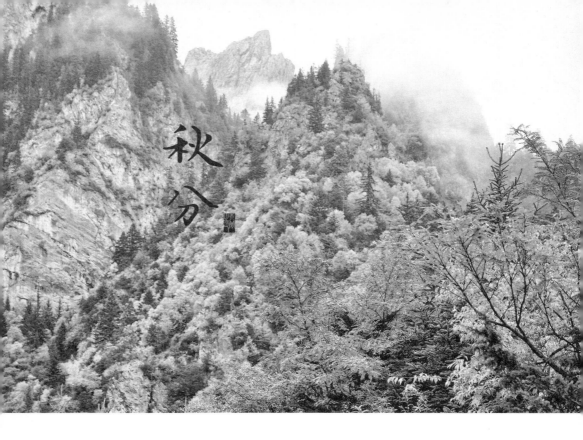

秋分

秋分节气音频

　　秋分，每年9月的22日到23日交秋分节气。这是秋天的一个重要转折点。"燕将明日去，秋向此时分"，此时，燥气袭人，主要表现在三个部位：第一是呼吸系统燥，鼻子干，口干，咽喉干；第二是皮肤燥；第三是肠道燥，肠道燥了就会大便干结和便秘，很痛苦，特别是老年人。

　　对付这种燥，我们不仅要润燥，还要滋肾阴。

8 "金气秋分"，润燥为先

每年9月的22日到23日，太阳直射在赤道上，交秋分节气。

秋分是秋天的一个重要转折点。"燕将明日去，秋向此时分"，一个"分"字意味着昼夜平分、寒暑交替。到了秋分，秋天就过去一半了。在秋天的前半段，养生的重点是补气、健脾、祛湿；在秋天的后半段，我们养生要偏重于滋阴、补血、润燥。

南方北方的燥不一样，润燥方法也不同

仲秋之后要防燥，所谓的燥，也可以理解为干的意思。相对来讲，北方的燥更严重，使人全身都燥，不仅表现为呼吸道很干，还包括皮肤有干纹、肠道会便秘。南方会好一些，相比北方空气的湿度比较大，一般燥在身体上部，也就是口鼻咽喉这里会感觉燥。

所以，我们生活在南方和北方，润燥的方法是不一样的。如果在北方，就需要尽量地去润肺，但在南方就要注意适可而止。比如说在广东，一年四季都比较湿，一般人只需要在秋天少吃燥湿的食物就可以了。

秋分之前防温燥，秋分之后防凉燥

我们身体很多地方都怕湿，但偏偏肺不是，肺是一个很娇气的脏腑，最是喜润恶燥。而秋天的天气又非常的燥，所以，秋天的时候我们要润肺，这样冬天才不容易得呼吸道的病。

不光是肺有燥，皮肤也有燥，还有其他脏腑也有燥，有外燥还有内燥。

秋天我们要防的主要是外燥——温燥、凉燥，因为这跟气候有关系。

在秋分前，也就是秋天的前半部分，这个时候的燥里面有一点热，属于温燥；而秋分之后，凉气袭人，就是凉燥。

对于温燥，我们要寒凉润肺。但如果是凉燥，就要温和润肺了。

除了外燥分温凉以外，内燥也分温凉。

比如，咽喉红肿、痛、干，咳出来的痰是黄的，这种就是温燥。只是觉得咽喉干，但没有红肿，通常还有点干痒干痒的感觉，然后伸出舌头来，也不发红，这就是凉燥。

有的朋友说咽喉经常痛，然后这两天又觉得干痒，到底是温还是凉呢？要知道人是一个很复杂的综合体，很多时候，我们可能这个脏腑热，那个脏腑寒。如果咽喉常肿痛，那是长期有内热。早上出门着点凉，流清鼻涕，嗓子痒，这是因为又有了表寒。

这样既有长期隐患，又有临时症状的身体如何调理呢？按中医的做法，急则治其标，缓则治其本。像上面那种表现，就是先去表寒，再慢慢清除内热，这是中医治病的一个基本原则。

说到润燥，很多人都觉得仅仅是润肺，其实，**燥在秋天主要表现在人的三个部位：第一是呼吸系统，呼吸系很容易燥，鼻子干、口干、咽喉干；第二是人的皮肤；第三个是肠道。肠道燥了就会大便干结和便秘，很痛苦，特别是老年人，这种燥除了润肺，还要润肾脏，滋肾阴。阴代表人体的水液，水液充足，肠道得到滋润，大便就畅通了。**

要注意，燥跟人们常说的火大、上火不是一回事。燥是干，是从湿度的程度上说的，而火是从温度上来说的。热盛可以为火，而天凉了才会有燥。

好比说皮肤，老年人到了秋冬季的时候，小腿皮肤非常干燥，感觉发痒，挠了以后还有白色的皮屑飘落，这就是燥，但并没有火，天冷了才会出现，寒性体质的老人有这种现象的也很多。

肺当然是管皮肤的了，可如果只润肺的话，小腿的燥是解决不了的。什么原因呢？因为皮肤干跟肾有关系。所以我们还要滋肾阴，才能够真正解决这种全身干燥的情况。

9 秋天有三燥（肺燥、肠燥、皮肤燥），会吃银耳就能消

治秋天人身上的三燥——肺燥、肠燥、皮肤燥，都要靠滋阴来解决。

有人说，六味地黄丸滋阴不是挺好的吗？但是有一个问题：不是真正肾阴虚的人，六味地黄丸是不能随便用的。

因为中医讲的肾阴虚、肾阳虚都是病，而一般的人没有达到病的程度，中医所谓的滋阴助阳，那是从补益身体而非从治病的角度说的。六味地黄丸是一种治病的药，不能用来补益身体，用错了就会有麻烦。曾经有人以为六味地黄丸补肾好，大量地服用，最后导致肾衰竭。

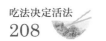

在秋季，我们滋阴首先是滋养肺阴，还有胃阴、心阴和肾阴。

要想安全平和地滋养五脏之阴，银耳是不二之选。中国人自古以来都把银耳当作滋补上品，而吃得最多的，是古代的皇后。那时银耳是野生的，与燕窝等价。现在，我们每天都可以当"皇后"，因为人工种植银耳，价格便宜了。

银耳是很平和的，所以安全。天天吃，细水长流，一定见效。只要坚持吃一两个月，皮肤真的就是水当当。女人、男人吃了效果都一样好。

10 银耳——平民的燕窝为何了不起

功效	适合人群	特点
润肺，调理肺热引起的咳嗽（干咳）	老年人、孕妇、儿童、阴虚体质，患有高血压、糖尿病、慢性肾炎的病人	润而不寒
养胃：调理慢性胃炎、口臭		甘而不腻
补脾：缓解血热引起的各种出血症		
润肠：缓解老年便秘		
补肾：慢性肾炎保健		补而不滞
强心：调理心悸失眠		
养颜：润肤祛斑		
滋阴：止盗汗		

11 求医不如求银耳：如何对症吃银耳

一、清除内热，吃银耳雪梨羹

很多人喜欢把银耳和雪梨一起炖，这样配在一起可以清肺热。不过雪梨有点寒，这种搭配适合内热比较重的人。建议带着梨皮一起炖。

二、口干便秘，吃银耳百合羹

有些人的热是虚热，秋季来了感觉口鼻干燥，这个时候用银耳炖百合比较好，没有那么寒凉，特别适合大便秘结、经常咽喉痛的人。

百合的功效是润肺，能清虚热。如果你有咳嗽，还有一点黏痰，觉得有痰咳不出来，可以用百合来润化。切记痰多的时候不要用百合，否则会起反效果。

银耳百合羹是清热通便的，适合于大便干结型的便秘。有些人大便不是很痛快，但是并不干结，就不适合。特别是吃银耳百合羹后大便稀溏，甚至有要腹泻的感觉，说明你脾胃有点虚，那就不要用百合了。

三、脾虚便溏，吃银耳莲子羹

脾虚的人，有个特点，不管大便是否畅通，便出来总是有点不成形，这就是中医所说的便溏。这种人适合吃银耳莲子羹。莲子配上银耳，不仅增加了健脾的功效，也增强了养心的作用，特别是补心气。莲子的选择有讲究，便溏明显的人，可以选择去芯的莲子，其他的人，选择带芯的莲子比较好。吃莲子带着芯，可以防止上心火，也不容易引发便秘。

四、气血两虚，吃银耳大枣羹

很多人问银耳能不能配大枣，这个不是我特别推荐的一种搭配。因为银耳本身很润，而大枣很湿热，两个加在一起，长期吃容易生湿气，特别是有湿疹的人不要这样吃。但是有少部分人气虚血也虚，整个人枯黄干瘦，那是可以这样搭配的。

五、血虚体寒，吃银耳桂圆羹

在补血食物中，相比大枣来说，桂圆更加适合搭配银耳。桂圆补血的效果极好，又是温性的，可以平衡银耳的凉性，是寒性体质人的好选择。我自己也偏爱这种搭配，喜欢多多放桂圆，熬出来的银耳羹很甜，无需放糖就很好吃了。

六、养脾胃，吃银耳大米粥

一位读者在我的微博留言，说了一个方法。这位朋友自己在家做实验，熬银耳的时候，放些大米进去一起熬。熬出来的银耳粥别有一番滋味。我试做了几次，发现这个方子很简便。如果早上有喝粥习惯的朋友，可以试试在熬粥的时候加些银耳进去一起熬，一举两得。

吃腻了甜味的银耳羹，不妨做点这个换换口味。另外，脾胃较弱的朋友，喝这个粥养胃也不错的。

七、想补肾，吃银耳枸杞羹

以上银耳的各种搭配各有其调理的重点，如果搞不清楚自身的体质，或者是体质平和，没有明显亚健康症状的人，吃银耳怎么搭配呢？有一个万能搭配法：用枸杞来配。枸杞跟银耳是绝配。银耳是滋阴的，枸杞平补阴阳，两种都补肾，放在一起，就是相得益彰。

如果是一家老小一起喝银耳羹，各人体质不同，那就可以放枸杞，不管是肾阴虚、肾阳虚、肾气虚、肾精虚，甚至肾不虚，都可以喝它。

读者评论

nuan：银耳泡出来晶莹剔透，煮20分钟就糯了，补水棒棒的。

LY：冬季的百日银耳，坚持每天吃到立春，整个冬天皮肤滋润，不干燥。

lucy：银耳莲子汤，我从去年立秋吃到现在，之前一直都会大便不成形，刚开始2个月变化不明显，再后来我才突然发现自己越来越好，心里说不出来的高兴。这个问题困扰我多年了，我也知道是脾虚、运化功能差，没想到简简单单的几样食材就能解决，关键在于简单明了又容易坚持。

喜悦：银耳汤不仅滋阴而且安神，对晚上的睡眠特别有帮助。这款食方对我而言另外一个特别好的效果是，在季节交替的时候不容易感冒了，这是在看陈老师的书之前绝对没有的现象，由衷地感谢陈老师！

爱上生活：吃了秋天的银耳汤，发现皮肤变光滑了，嘴唇也不干燥了。冬天手上都没有静电了，以前每年冬天身上总是有静电，开个门、拿个东西啊总是胆战心惊的。

家有小宝：以往秋冬季，皮肤就容易瘙痒。按您的方子坚持吃银耳，偶尔也会断几天，皮肤瘙痒好很多，基本不痒了。

Amy：老师推荐的银耳羹，我会从秋分喝到立春，结果我的皮肤比以前要滋润很多。母亲也说，喝了银耳羹脚后跟也不脱皮了。

铭：每到秋分我也开始吃银耳了！生完孩子后，屁股上留了很多孕娠纹，摸起来很粗糙，有一粒一粒的感觉。每隔一段时间，我都会用磨砂膏护理一下，但过几天又会变粗糙。自从秋分很认真地吃银耳后，惊奇地发现屁股摸起来滑滑的，没有一粒一粒的感觉了！磨砂膏也没有用过。

阿安：女儿以前一入冬，早上起床就要咳嗽几声，秋天到立春时节的银耳羹，坚持喝一个冬季后，到第二年冬季就不咳嗽了。

平。：我用豆浆机打成银耳糊，很细很滑，口感像冰粉，又快又方便，还可以敷脸。

飞飞：银耳真是个宝，前两天喉咙干得吐血，昨天喝了一大碗银耳枸杞，因为家里没买梨，临时放了枸杞，没想到效果超棒，今早起来没有血，也不觉得干痒了。

玉兔：老师您好！以前，我的皮肤非常干燥，一到秋天就有干纹，一直脱皮。跟着老师学养生，今年到现在没干纹也不脱皮，皮肤美哒哒的！太谢谢老师了！

允斌解惑

nini 问：老师，从怀孕到生产，可以每天吃银耳羹吗？搭配新鲜芡实，每天空腹一碗。

允斌答：银耳可以每天吃，芡实要根据情况。

A 秘制现焖猪蹄J鸡腿鸡爪鸡翅问：陈老师，孕晚期可以在银耳羹里放莲子、枸杞吗？

允斌答：可以的。

泡沫问：老师，看您图片上是银耳枸杞，考虑到养阴补血，早上煮红枣银耳莲子枸杞粥可以吗？

允斌答：如果不是很瘦弱就去掉红枣，其他的搭配很好！

叶思妤问：老师，体寒的人可以天天吃吗？每天大概多少量？

允斌答：可以的，银耳是润而不寒。当作早餐来吃，吃几碗都可以。

相信问：老师，我吃银耳红枣羹一段时间后，胃里有些凉凉的感觉，白带也渐多了，是怎么回事？需要加些啥？多谢老师！

允斌答：红枣这样吃易生湿气，详情参考书中关于银耳的各种搭配。

落雪煮茶意禅音问：老师我每天喝中药，中药里面有黄芪，我是不是不能吃银耳了呢？还是可以和药分开来吃？比如早上和晚上喝中药，我午休过后吃银耳，这样可以吗？

允斌答：中药汤方是配伍作用，不能拆开来看单一药材的作用。咨询一下给您开方的医生就能知道是否会影响银耳的功效了。

零点问：老师，我比较喜欢吃莲子，银耳粥里面莲子可以多放吗？

允斌答：可以，莲子也是食物。

Helen 问：目前有一种银耳羹是即食的，用开水冲就能吃的，和煮的银耳功效差不多吗？谢谢解答。

允斌答：品质好就可以的。

迪问：不能吃雌激素的人可以吃银耳吗？

允斌答：银耳没有激素。

几米小可问：我孩子只喜欢吃凉一点的银耳羹，有没有效果？

允斌答：可以的。

海滩清香问：陈老师，我下巴长痘，上次听你节目说湿气重，可是我又有点便秘，那是加莲子、桂圆，还是加红枣？谢谢！

允斌答：不要红枣。放带心莲子。

拉越问：老师，我小孩不肯吃银耳，那喝点汤也有滋润的效果吧？

允斌答：对。

茵问：银耳羹里可以加牛奶吗？

允斌答：可以。

吧啦吧啦问：陈老师，银耳莲子羹里可以放红枣和蜂蜜吗？蜂蜜是起锅后放，增加甜味，我湿气重、便溏、脾胃虚。

允斌答：湿气重不要放红枣，多放莲子。

天空问：带心莲子可以熬银耳莲子羹吗？

允斌答：当然，一般人都用带心的。

无言问：跟着老师养生已经坚持五年了。请问老师，银耳莲子桂圆羹对调理脸部经常长痘痘有效果吗？

允斌答：没有。喝鱼腥草可以调理。

土豆妞问：陈老师您好，我一吃桂圆和红枣就便秘，哪怕就吃了几个，第二天也会便秘，没有其他上火症状，这是怎么回事？

允斌答：和银耳一起炖煮会好些。

棒棒糖问：老师，因为气血双虚，我做了黄芪当归膏，但每天又要吃银耳，这两个是不能同一天吃，还是隔几个小时就可以呢？谢谢您！

允斌答：可以的。单味药与复方是不一样的。

翦翦雪问：陈老师您好，头天晚上10点左右，我把银耳、桂圆、枸杞一起放在电饭煲里，然后倒入热水，自动定时到早晨五点开始煮，煮一个半小时，六点半起来就可以直接吃了。请问这样操作可以吗？如果要放糖的话，是起锅前放对吗？

允斌答：这个方法不错，糖可以先放。

镜舞飞扬问：老师，小孩也可以连续吃银耳吗？ 3岁小宝宝。

允斌答：可以的，感冒咳嗽暂停。

陈秋菊问：老师，炖银耳可以加红糖吗？

允斌答：不宜加红糖。

Lady Liberty 问：请问陈老师，易腹泻的人什么时候能吃银耳？

允斌答：可以加莲子。

繁缕问：老师，我妈夜里三点醒了就睡不着，您说是肺气虚。请问补肺气是不是用平时补气的食物，比如鸡蛋？

允斌答：要用补肺气的，比如银耳、山药等。

禾惠问：听老师的话，坚持吃到立春！请问例假、感冒期间能喝吗？

允斌答：暂时不喝。

敏而好学问：我从立秋就开始吃银耳了，是不是太早了？近期脚气比较重，是否吃银耳湿气太重？

允斌答：吃早了，立秋时要先祛湿气才行。

SOON 问：记得我看过几个中医都说过银耳生湿，痰湿体质的人不能吃，生活在潮湿南方的人要少吃！脾虚不能运化滋腻物，更要少吃啊！

允斌答：银耳不是生湿而是补水，湿气是"坏水"，银耳补的是"好水"。炖银耳加冰糖是生湿的原因。不加冰糖，加莲子，就不容易生湿了。

Summer 问：陈老师，妈妈给煮的银耳大枣羹，但是我一吃胃就很酸，不舒服，为什么呢？

允斌答：银耳加大枣不是一种很好的搭配。

12 如何炖银耳才能达到最好效果

炖银耳时，我一般用电紫砂锅来煲银耳，小小的火，可以煲一晚上。但很多人家里没有这种锅，没有也没关系，我在《回家吃饭的智慧》一书里教过一个简单的懒人办法：

① 首先把银耳洗干净，撕成小朵，撕得越碎越好（如果不好撕，用开水稍微泡一下，泡得有点软，再撕就很没问题了）。

② 放到暖水瓶或大的保温瓶里，然后再冲入一满壶沸水。把它盖上，就这样焖一晚上。

③ 第二天早上起来的时候，把它倒到锅里，这时银耳已经泡得很开了，您再煮个 10~20 分钟，就可以吃了。

炖银耳的时候把它里面的胶质炖出来，炖出黏黏稠稠的感觉，这个时候是最好消化的，身体马上就可以吸收了，对老年人、小孩、产妇、手术后在恢复期的人最好。

允斌解惑

问：若是晚上用保温瓶放上银耳，第二天早上煮来吃，这样做，银耳算过夜吗？我这样吃后，喉咙很不舒服，会是亚硝酸盐中毒吗？

允斌答：不算过夜。把泡银耳的水倒掉，换新水煮。

问：暖水瓶泡银耳的问题，盼回复：1.隔夜银耳有毒副作用吗？ 2.银耳久泡出胶质，暖水瓶口小，如何清洗干净？用刷子？

允斌答：1.不会；2.银耳的胶质非常容易洗掉，试过就知道。

问：一天中，什么时间段吃银耳比较好，早上还是中午？当零食喝还是当早餐吃？

允斌答：都可以，早餐吃吸收好。

13 什么时候吃银耳比较好：从秋分吃到来年立春

有人问，银耳是适合于餐前吃还是作为饭后甜品？还是睡前吃呢？我建议把它作为一餐的一部分，因为银耳主要的成分是蛋白质，所以我早上是把它当早餐吃的，这样就相当于补充蛋白质了，比吃肉、吃蛋都好消化，而且作用更佳。

我自己一般是从秋分开始吃。每天早上就喝一到两碗银耳羹，一直坚持到来年立春前一天。

有人说，你干吗说得这么精准呢？非得到立春前一天？我就常年四季这么吃不行吗？我说，当然没有问题，但是我们肠胃容量是有限的，到了春天、夏天，滋阴润燥不是我们养生的目标了，我会给您推荐更适应当季的好方子，保证您会喜欢的。

为什么吃银耳的黄金时段是从秋分到来年的立春（是秋天的后一半加上整个冬天）？因为秋冬是养阴的季节，而银耳是养阴圣品。第一，可以调整慢性病。第二，可以养阴润燥，效果直接看得见。比如说在秋冬季节的北京，人会觉得皮肤很干，特别是嘴唇会干裂。但如果你从秋分开始吃上一个月的银耳羹，就会发现嘴唇自然地滋润，不需要涂润唇膏了。

允斌解惑

问：莲子用干的还是鲜的？莲子心去不去掉？

允斌答：一般都用干莲子。鲜莲子的上市时间比较短，生吃都很好。莲子心建议不要去掉，去了以后容易引起便秘。

14 吃银耳要注意什么

（1）吃银耳时，通常不同时服用黄芪和人参，因为这两样是助阳补气的，会多少抵消银耳滋阴的功效。

（2）当一个人急性病发作的时候，都是不宜补的。具体来说，如果咳嗽痰多，是不可以用银耳的，因为它是润肺的，前面讲过，痰多就绝对不能够润肺了。

（3）风寒感冒、咳嗽痰多的时候不要用银耳，因为银耳是偏凉性的，这个时候不要用。

（4）容易腹泻的人暂时不要用。因为银耳有润肠的作用。

允斌解惑

问：天气还很热，我老开着空调，总觉得有痰，是否先不吃银耳羹和红酒炖梨，有啥好办法祛湿祛痰？

允斌答：先不吃为好。用芹菜根陈皮水祛痰。

问： 陈老师，银耳雪梨汤跟银耳百合汤，女生例假期间可以吃么？

允斌答： 最好不要。

问： 天天吃银耳，放冰糖会不会糖摄入太多？如果不放糖的话，有什么代替吗？没甜味的实在吃不下。

允斌答： 银耳羹配多一点桂圆就很甜了，无需放糖。

问： 允斌姐，请问1岁1个月的幼儿可以吃吗？她平时挑食，今天我们正好吃银耳羹，她好像很有兴趣，就给宝宝吃了一点，她很喜欢哦，开心得手舞足蹈。

允斌答： 可以的。

问： 我每次煮银耳汤都会放百合莲子的，这样可以吗，老师？

允斌答： 可以。

问： 天哪，老师，我在炖银耳时，都是把莲子、百合、红枣、枸杞全放一起炖，这会怎样啊？

允斌答： 不会怎样，平和体质是可以的。

问： 银耳和百合、莲子可不可以三个在一起煮着吃？

允斌答： 完全可以的，你这样煮，它就比较平，然后也有一点补气的作用，这是一个平和的方子。但如果你要想起到通便秘或者是止便溏的作用，它的效果就不佳。

问： 银耳和百合、莲子一起煮可不可以给小孩喝？

允斌答： 完全可以。

问： 秋季来临了，老年人应该吃什么才能够保养身体呢？

允斌答： 我特别推荐在秋季的时候老年人来吃银耳羹，配枸杞就是黄金的搭配，最适合大多数老年人，要长期吃，从秋分吃到立春都没有问题。

15 中秋养生，奥妙就在一个"水"字

中秋时节必吃的五种食物	功效
冬瓜	清热祛湿
螃蟹	滋肝养胃
柚子	消积止咳
栗子	补肾强骨
桂花	养肺调肝

一年有十二次月圆，中国人却最看重八月十五的中秋之月。这是什么原因呢？古人认为，月是水之精，而秋天的属性为金。在五行的生克关系中，金是生水的，水得金更盛，所以月到中秋分外明，这是天地之气与时令相感应的结果。

从人体来说，也要顺应这个时令，因此中秋养生，奥妙就在一个"水"字。既要补充好水，又要排出浊水，让身体内的水得到净化、人体得到滋养，这样整个人才能像月亮一样清明，由内而外地发出光彩。

按传统民俗，中秋节要做五件事：偷冬瓜，拜月神，分月饼，品螃蟹，赏桂花。

这些民俗，大都有养生的道理在里面，只是代代传下来，人们只知其一，不知其二。一来二去，反倒是月饼成了中秋节的主角。其实，月饼里面的馅料很有讲究。现在的月饼，大都只是香甜好吃，应个景罢了。我们不要遗忘的，是对我们身体大有好处的另外几个传统活动。

比如拜月神，现在农村还有一些地方会拜。其实拜月神只是个理由，关键是祭拜所用的供品，我们借此机会吃一些秋冬季节养生的食物。

拜月神各地习俗不同，但通常这几样一般是要准备的：月饼、冬瓜、柚子、芋头、栗子。后面四样都是秋冬季节养生的宝贝，我们留待以后慢慢一个个来说。

在中秋节，对我们身体最重要的是民俗中涉及的三种食物：冬瓜、螃蟹和桂花。中秋节一定要记得吃它们。

先讲冬瓜，它不仅是拜月的供品，也是中秋另一个民俗——偷冬瓜的主角。

为什么要偷冬瓜呢？所谓"偷"是一个趣味活动，并不是真的偷。民间认为，"偷"来的冬瓜吃了以后不长包，不长疮，皮肤会好。还有的地方讲究"偷"一个冬瓜来送给没有孩子的人家，叫送子。没有孩子的人家吃了这个冬瓜以后，就能生出孩子来。

现在人们认为这是寄托美好的祝福，其实，中秋节吃冬瓜真的有传说中护肤、送子的功效。

⑯ 中秋吃冬瓜，能帮肾脏排毒

冬瓜之所以叫冬瓜，是因为它表面的那一层白霜就像冬天的霜雪一样，它是夏天产的，通常，夏天适宜多吃冬瓜，天太冷时不宜多吃。但在中秋节这段时间，可以适当地再吃一点。

为什么呢？经过一个夏天，还有一些湿热留在人体内。如果没有及时排掉，这些湿热会逐渐往下走，走到人体的下焦，也就是肾和膀胱系统。湿热盘踞在下焦，就像一汪浊水污染我们的肾系统，引起各种炎症，比如膀胱炎、尿道炎、肾盂肾炎、阴道炎、前列腺炎等。小便痛、发黄，女性白带黄，这些都是下焦湿热的表现。

有时候我们意识不到下焦有湿热，因为有些隐藏在肾系统内部的炎症，我们并没有多大感觉，但是身体会用各种信号提醒我们。

例如，如果有生殖系统的炎症，容易导致不孕不育。吃冬瓜能帮助我们清除下焦的湿热，帮助肾脏排出浊水，那么生殖系统的炎症好了，自然就能生子了。民俗说吃冬瓜送子，就是由此而演绎出来的传说。

再有，下焦有湿热的人，往往皮肤容易出问题。特别是男性长痘痘，有的是长在腰间，有的是发在下巴部位。民俗说的吃了冬瓜皮肤好，不长包，就是这个原因。

冬瓜能帮助人体排出浊水，又能清热解毒，防止湿气在人体潜伏过冬。冬瓜还有润肺、化痰、止咳的功效。

煲冬瓜汤注意：怕寒凉可去皮，如有咳嗽黄痰时则留下冬瓜皮，效果更好。

17 吃螃蟹大补，但要讲缘分

很多人吃螃蟹，都是怀着这样的心思：哎呀，这个东西吃多了不好，但是太好吃了，我再吃一个吧。都是怀着一种纠结的、复杂的情感在吃它，因为觉得它是大寒的东西。

螃蟹的确是大寒，但大寒的东西也有它的好处。榴梿是不是大热？可我们也觉得它补，螃蟹也是一样的。只要吃得对，螃蟹也可以吃得很养生，我们可以放开心胸，好好享受它的美味。

其实，越是补身的东西，就越不是广泛适用的。它越是补，我们就越是要掌握这个度，只要把握好，就会有很好的效果。为什么中秋节前后吃螃蟹，因为中秋时，秋天已经过了一半，在深秋季节，人体需要养阴。而螃蟹是滋阴的，它能补肾阴（肾阴是我们全身阴液的根本，有滋润、镇静的作用），养胃阴（胃阴就是胃液，有些人胃液不足，就会经常胃痛），滋肝阴（肝火旺有实火，比如眼睛发红虚火，眼睛干涩，有时候还得滴人工泪液，这就是肝阴不足）。

螃蟹的食疗功效总结

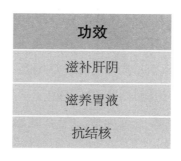

功效
滋补肝阴
滋养胃液
抗结核

活血祛瘀

养筋接骨

癌症恢复期补身

哪些人特别需要吃螃蟹

（1）患肺结核的人。中医认为，肺结核的人肺上有虚热，这叫肺阴虚，可以通过吃螃蟹来清热补肺阴。

（2）肾阴虚的人。肾阴不足，代表人体体液缺乏，会感觉口鼻干燥、睡觉时手心脚心发热、心烦意乱。

（3）伤筋动骨的人。

什么人不适合吃螃蟹

什么人不适合吃螃蟹呢？体质虚寒的人，正在腹泻的人，还有正在病中特别是急性病发作期的人，都不适合吃。

胰腺有问题、胆囊有问题以及有肾脏病的朋友不适合多吃螃蟹，凡是要控制蛋白质摄入的人都要注意，因为螃蟹的蛋白质特别好消化，营养价值又特别高，吃了很有可能让人发病。

总结如下：

（1）经期、风寒感冒、皮肤过敏、胃寒、胰腺炎、胆囊炎、腹泻者和孕妇。

（2）蟹胃、蟹肠、蟹心、蟹腮、死蟹忌食。

（3）脾胃虚寒的人，不能与柿子同食。

螃蟹分几种

螃蟹大体上分两种——海蟹和河蟹。河蟹比海蟹性更寒。淡水蟹还可以细分为三种：河蟹、湖蟹、江蟹。广受欢迎的大闸蟹属于湖蟹，它是最好吃的。

湖蟹要好于河蟹和江蟹。因为从古至今，中国人讲究要吃静水里面的螃蟹。静止不流的水，就是湖水。而河水——流动的水里的螃蟹有泥腥味。

为什么大闸蟹没有泥腥味，非常鲜美呢？就是因为它生活在湖里。

在吃这方面，古人真的是太讲究了。

湖蟹好吃，但它也最寒凉，当然养阴的效果也最强。河蟹和江蟹次之。海蟹相对来说，没有那么寒凉，适合更多的人来食用。

18 秋季健肾食方：送子蟹汤

吃螃蟹比较挑人。一年之中，平时浅尝辄止为好，而中秋倒是一个吃螃蟹的好时节。吃蟹不单是指吃大闸蟹。大闸蟹较寒，很多人不能多吃。其实普通的螃蟹也一样滋补。市场上有很多便宜的小螃蟹，比如小河蟹，或是海蟹里的花蟹。如果螃蟹比较小，或者肉比较少，那么壳占的比例就比较大。这样的螃蟹，食之无味，但用来煲汤，却是养生的好选择，适合的人群也更广。

前面讲过，中秋必吃的食物除了螃蟹还有冬瓜。它们俩正是一对同气相求的好搭档。**冬瓜能解螃蟹的"发"性，吃蟹时吃点冬瓜可以**

降低身体过敏的概率。

中秋时我们可以把螃蟹和冬瓜配在一起，给家人煲一道秋季养生汤。这道汤滋味鲜美，可以滋阴、清热、解毒，还能预防皮肤长痘疮。这汤滋阴健肾的功效，堪比六味地黄丸，却又没有药物的局限性，全家老小都能喝。而且它有个特别的妙处，就是有促进生育的功效，所以我将之称为"送子汤"。

秋季滋阴健肾汤——送子蟹汤

主料：小螃蟹半斤（250克）、冬瓜半斤（250克）、生地30~60克。

配料：生姜、黄酒、肥肉1小块。

做法：

① 螃蟹的处理：换几次水吐净脏污，用醋水泡30分钟。

② 用加醋的热水将螃蟹洗干净，去掉腮和内脏。

③ 生地用清水泡1个小时，下锅和肥肉一起熬30分钟。

④ 放入螃蟹、冬瓜、生姜、黄酒煮30分钟。

功效：滋阴清热，调肝肾，预防皮肤病。

允斌叮嘱

① 感冒、咳嗽痰多、便溏腹泻勿食。

② 天天喝会太补，一个星期喝一次就行，建议从中秋喝到立冬。

③ 螃蟹是非常滋阴的，冬瓜是清热去水的，生地又是滋阴的，这三样配在一起，就是一道滋阴健肾的汤，想要小孩的夫妇，秋季可以多喝这汤来补身。

④ 这道汤有六味地黄丸的效果，却没有它的副作用。

送子蟹汤
制作视频

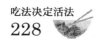

温暖：送子蟹汤也是我最爱吃的，螃蟹寒性太大，我脾胃弱，每年九月中旬以后螃蟹旺季我就开始一周喝一次送子蟹汤，美味又营养！

19 饮酒过多后的保肝食方：桂香醒酒汤

中秋还有一样东西是不可或缺的，那就是桂花。中秋赏桂花是一件非常赏心悦目的雅事。在杭州有一处风景叫"满陇桂雨"，整条山谷中，夹道全是桂花树。人从树下经过，花香如细雨一般落在脸上，正是难得的人间欢喜。

其实，桂花不仅是用来悦心的，更对我们的身体有莫大的好处。首先，赏桂花的时候，第一是闻香气。中医认为，芳香可开窍也开郁，也就是让我们口鼻畅通，心情舒畅。如果秋风一吹受寒了，鼻子有点儿不通了，深嗅一下桂花，鼻子马上就通，心旷神怡。

其二，桂花其实是要品的，这个品是品尝，比如桂花酒、桂花茶、桂花糕、桂花藕粉、桂花糖藕等，都是特别清雅的美食。

在秋天用桂花，润肺也养肺。它微微偏一点点温性，特别适合于预防中秋节以后的凉燥，一般的人都可以用。因为它芳香开郁，是走肝经把肺火给泻掉的。关于桂花，在接下来的寒露节气对我们还有大用处，在后面的章节还要细讲它的功效。

在中秋节，桂花对我们有一个特别的用处，就是醒酒。过节总要喝酒，饮酒之后，可以准备一壶桂香醒酒汤。

桂香醒酒汤

原料：桂花3克、乌梅6个、蜂蜜适量（乌梅要买大个、肉厚的，越大肉越厚，也是最好的。有一种特别小，肉特别薄那个是伪品，千万不要买），另注，这是1人的量）。

做法：将乌梅和桂花放入保温杯，加开水焖泡30分钟左右，调入蜂蜜就可以喝了。

允斌叮嘱

中秋宴饮之后，如果肠胃不舒服，有一点恶心的感觉，喝桂香醒酒汤最为合适。

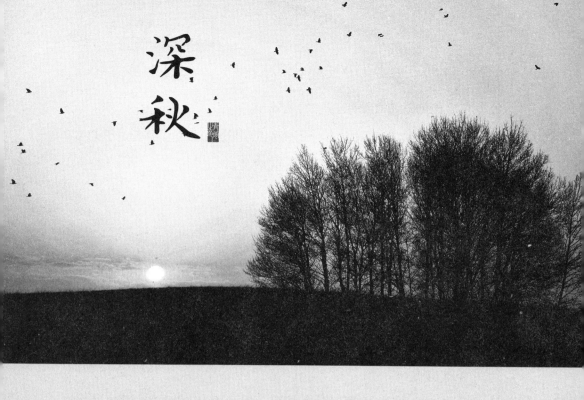

深秋

养生重点：滋养肝血

〇深秋：寒露、霜降

节日：重阳节

时间：秋天第三个月

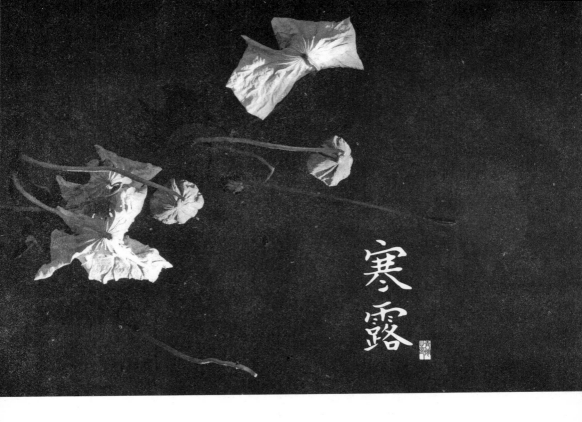

寒露

寒露节气音频

寒露，每年10月的8日或9日交寒露节气，这是深秋的开始。

寒露前后，一些朋友会有这样的体会：晚上睡不着，或者早早睡了，却在子夜醒来，辗转难眠，等到凌晨时分才能重新入睡。这就是金克木——秋气伤肝的一种具体表现。如果连续出现这样的状况，说明您有些肝血亏虚，更加要注意养肝血，尽快调理，才不会留下隐患。

20 寒露时节，露寒风冷，秋气伤肝，幸有"天香"

每年 10 月的 8 日或 9 日交寒露节气，这是深秋的开始。从寒露到立冬，是秋天的第三个月。这个月除了继续秋季养肺滋阴的主题外，养生重点要加一个养血（注意：这个时候要养的血不是普通的血，而是我们的肝血）。

按五行来分，肝属木。而秋天属金，秋风如同刀剑一般，一阵秋风吹过，树叶应声而落，这是自然界的金克木。对应人体来说，秋气伤人，也是金克木，伤的是肝。

寒露前后，一些朋友会有这样的体会：**晚上睡不着，或者早早睡了，却在子夜醒来，辗转难眠，等到凌晨时分才能重新入睡。这就是金克木——秋气伤肝的一种具体表现。如果连续出现这样的状况，说明您有些肝血亏虚，更加要注意养肝血。**

当我们说一个人血虚，也许他体检查指标并没有到贫血的程度。但从中医角度，却能看出有血虚的症状。中医讲究"治未病"，身体已经发出了信号，及时发现这些信号，尽快调理，才不会留下隐患。

根据血虚的不同表现，我们可以定位它影响的是哪个脏腑——是心还是肝。

如果心血虚，人会感觉心跳不安、睡觉不实、老做梦、头晕、记忆力减退。

肝血虚有哪些表现呢？视力减退、指甲变薄、手脚发麻，甚至腿脚有时会不由自主地抽动，女性经量少甚至闭经。现在很多人有干眼症，眼睛总是干涩，这也是肝血不足的表现。

那么，深秋的这一个月该如何养肝血呢？**从寒露到霜降这 15 天为前半个月，以理血活血为主；从霜降到立冬这 15 天为后半个月，以暖血补血为主。**

先说前半个月，也就是白露节气的 15 天，我们吃什么来调理肝血呢？恰好在这个季节，老天爷赐给我们一样宝贝——桂花。

桂花的香气，古人称之为"天香"，有舒肝理气、醒脾辟秽的功效。与其结缘，仅仅是闻一闻，都对我们的身体有好处。

㉑ 寒露时节的食方：桂子暖香茶

世间香花很多，但从古时起，大家最爱以桂花入食。做点心要放点桂花来添香。一碗西湖藕粉，点上糖桂花，方算地道。皆因桂花不仅香，还有暖胃健胃的作用，特别是对肝气影响脾胃的情况很有效。

我们的脾胃不好，很多时候是受肝气影响，这种情况下，有的人会感觉吃东西后肚子胀，有的人一紧张就胃痛，有的人口气很重。这时，在点心里放点桂花，帮助消化甜腻之食，又能消除口气，使你吐气芬芳。

桂花也是养肺的，它是温养。一般来讲，花的药性以寒凉居多，但桂花与玫瑰一样是温性的。秋季人容易咳嗽，很多人一咳嗽就想到炖梨吃。但如果嗓子不疼只是发痒，痰色发白（这种是寒痰），就不可以用梨，倒是可以用桂花泡茶来喝，有化痰止咳喘的功效。

对于普通人来说，在深秋季节，桂花最棒的功效还是调养肝血。我们知道气郁、血寒都容易导致血瘀，而桂花既舒肝气，又散寒气，有通瘀的作用。

桂花更是女性的好伴侣，它可以帮助女性预防面部色斑，还能调理月经。

"中庭地白树栖鸦，冷露无声湿桂花。"人们常说秋菊耐寒，其实桂花也一样。**寒露冷，秋风凉，难掩桂花天香。若你感觉秋风秋雨愁煞人，就泡一杯桂花茶身心共暖吧。**

桂子暖香茶

原料：干桂花 3 克（新鲜的可以用 5 克左右）、枸杞适量。

用法：沸水冲泡代茶饮。

功效：

① 暖血活血。

② 调理肝血虚——眼睛干涩、视力减退、指甲变薄、手脚发麻，甚至腿脚有时会不由自主地抽动，女性经量少甚至闭经。

③ 调理咳喘，清新口气。

允斌叮嘱

① 桂花可以用超市卖的干品，也可以用新鲜采摘的。注意刚摘的桂花要放 1~2 个小时，等里边的小虫爬出后，用淡盐水泡洗（花和盐的比例是 5：1），才可以用。② 腹泻者勿饮。

③ 这个方子里加进了枸杞，可以增强补肝血的作用。一般人以为枸杞只是补肾的，其实它肝肾都补。枸杞是食物，用量不必精确到克。每次抓一小把来冲泡就可以了。泡过的枸杞，还可以吃掉，效果更好。

读者评论

杨坤　韩妆小铺：谢谢大爱的陈老师，我这几天也在喝桂花枸杞茶，感觉效果不错，睡眠好多了。

轻舞飞扬赵洪燕：老师在河北卫视说了这个方法，我就配齐喝了这个茶，味道不错，对过敏干痒真的是太好了，谢谢老师！爱你哦。

冉冉妈妈：菊花枸杞茶和桂子暖香茶在秋天喝特别舒服，还有明目清新的感觉！

夏蝉：桂子暖香茶，食材就地取，放心。喜欢这种温香，喝着觉得是种悠闲的享受。

随缘：老师的食谱确实好用，去年喝了桂子暖香茶，冬天没那么怕冷了。

允斌解惑

问：超市买的瓶装糖桂花可以吗？

允斌答：可以的，注意要买没有添加剂的。买干桂花也要特别注意避开熏过硫黄的。

问：为什么桂花会发霉呀？我就是摘了之后放了一会儿，让小虫爬出来，然后就把花和蜂蜜按5:1的比例混匀，放在玻璃瓶里密封保存了，这中间有错误或漏洞吗？

允斌答：很多可能的因素，玻璃瓶是否干净无菌无油，花是否有露水，是否下过雨，园艺工是否浇过水，等等。

问：桂子暖香茶3岁小孩也能喝吗？

允斌答：可以的。

问：老师你可以告诉我桂花茶月经时可以喝吗？老师没回我，我都不敢喝。

允斌答：月经不畅可以喝，否则暂停。

问：我在母乳期是否可以喝这个？

允斌答：可以的。

问：老师，错过了桂花饮，不想错过后一个，能说下暖血补血配方吗，好提前准备。

允斌答：错过了就现在补吧，深秋和初冬喝桂花饮都是很好的。

问：我好几个月没有来月经，医生说我血瘀，有什么办法吗？

允斌答：血瘀体质平时可以多吃活血的食物，喝桂花茶对活血通经很有帮助。

问：感冒了还能喝桂花暖香茶吗？

允斌答：风寒感冒可以的。

问：感冒能喝吗？

允斌答：可以。

那年花开月正圆问：老师，去年的桂花没喝完，今年还可以喝吗？还是喝新鲜的好些？

允斌答：今年新制的桂花干品香味会好些。

戴丹问：可不可以白天喝桂子暖香茶，晚上喝桂圆莲子茶？

允斌答：可以。

竹叶问：今年没买到新鲜的桂花用去年的可以吗？

允斌答：可以的。

②② 重阳节，长生节，孝心节

一年中有两大传统保健节日，五月初五端午和九月初九重阳。端午节，也叫重五，是一个"卫生节"，注重的是防五毒。而重阳节，是"长生节"，讲究的是长寿养老。

重阳节又称重九，中国古人认为，九是数字里面最大的，是至阳的数字，九月初九是两个阳重在一块儿，所以叫重阳。阴阳是中医理论的基础。两个阳数重叠在一起的日子，当然不一般，所以古人十分重视重阳节，吃什么、做什么，都有专门的讲究。

重阳节也是老人节，我们该怎样向自己的爸爸妈妈、爷爷奶奶，外公、外婆等老人献上孝心呢？回家陪伴老人，按照传统风俗来过重阳节，就是给老人献上的健康礼物。

按传统，重阳养生要做三件事：1. 登高望远。古人春游多近水，秋游则登山，其中大有讲究；2. 佩戴茱萸。古时用的是茱萸枝叶，现在我们可以到药店购买其种子，装入香囊来佩戴；3. 饮菊花酒。重阳前后菊花药性最佳，适合心血管疾病保健，古人喝菊花酒，我们可以用菊花配制一款孝养老人的消脂降压茶。

㉓ 登高望远，畅饮"空气维生素"

前面讲了，一年中有两个重要的养生节——端午、重阳，其实还有两个重要的郊游节——三月初三、九月初九，两个日子正好相隔半年。三月初三上巳，是"迎青"节，因为此时大地开始复苏，天气暖和了，人们要去水边，戏水沐浴。**九月初九重阳，是"辞青节"。深秋草木开始凋零，所以要辞青，辞别眼底绿色的风景。**要到山上去，因为天气清明，能见度非常好，上山后可以看到很远的地方，感到心旷神怡。

登山时一定要选树木多的山，有瀑布的更好。这样的山里充满着植物的芳香精气，空气中富含有益健康的负离子。

负离子是空气净化剂。有森林的山里空气可以干净到几乎无菌，微尘也极少，全靠负离子的抗菌和净化作用。负离子更是人体的"空气维生素"，吸入负离子，就相当于吃了保健品。

负离子对人体主要有什么好处呢？

（1）增强身体的抗菌能力。在空气好的环境，养病好得快，特别是各种炎症和皮肤病。

（2）增强肺的吐纳功能。每一次呼吸，吸入的氧气更多，吐出的浊气也更多。对于哮喘有缓解作用。

（3）帮助消化。在森林山野待一天，人会感到更容易饿，吃饭也更香。

（4）镇定神经，缓解失眠。

（5）促进血中乳酸的代谢，消除疲劳感 。

最后这两点在秋季很有用，既可以帮助我们抵抗"秋乏"，使白天头脑清醒，又可以帮助我们在夜晚安睡，预防秋气伤肝引起的失眠。大自然给的东西就是这么奇妙，人体往哪边偏都能给你调回来。

古人不知道什么是负离子，但是他们就是体会到了重阳登山的好处。我们的老祖先，与大自然十分的亲近，能顺应天时地利。他们做事真是非常讲究，什么时候干什么事儿、去哪里，都是有想法的。

24 结缘茱萸（辟邪翁），远离病邪

"独在异乡为异客，每逢佳节倍思亲。遥知兄弟登高处，遍插茱萸少一人。"

多亏了王维这首脍炙人口的诗篇，使现代人还没忘记重阳节有佩戴茱萸的风俗。但今天很少有人这样做了。年轻人更是连"遍插茱萸"是怎么个插法也不知道了，真是可惜。

茱萸对于重阳节，就如同艾叶对于端午节那么重要。过重阳岂能没有茱萸呢？很多人不知茱萸为何物，以为很难找。其实，它从来没有远离过我们的生活，只是我们没有注意到它的存在。

茱萸有三种——吴茱萸、食茱萸、山茱萸，它们是完全不同的植物，却都是养生的好东西。

其中，大家最熟悉的是山茱萸。这名字也许陌生，实际上它是一味常用的中药，很多人吃过而不自知。山茱萸是老年人离不开的补品，这个我们后面细说。

食茱萸是食物，现在南方局部地方还在用，台湾用得比较多。食茱萸辛辣有香味，在古代，它是增添食物辣味的调料。蜀人嗜辣，但古代并不是用辣椒，辣椒是后来才传入中国的。川菜原来的三香——花椒、姜、茱萸，是没有辣椒的，只有食茱萸。唐代人写重阳节的吃食就有"汤饼茱萸香"的句子，吃汤面放点茱萸，就跟放了一勺红油辣椒那么香辣过瘾。

重阳节时，古人不仅佩戴茱萸，还要饮茱萸酒，这个用的也是食茱萸。怎么做呢？把食茱萸扔到酒里面，然后温酒。酒热以后，芳香四溢，喝下去胃里暖洋洋的。

那说到"遍插茱萸"，古人用的不是以上这两种茱萸，而是吴茱萸。它也是一味常用的中药，药店都能买到。重阳节佩戴的，是吴茱萸的枝叶，是为了辟病邪。重阳登高，如果秋风伤人，引起头痛，吴茱萸就是现成的良药。

吴茱萸煮水泡脚，夜夜睡得香

吴茱萸药性最强的部分是种子，入药就用这个部分。去药店买吴茱萸，买到的就是种子。吴茱萸有浓烈的香气，是入肝经的药，能温暖肝经，散寒助阳，燥湿的效果非常强。它非常的辛烈，需要炮制后，按医生给的配方才可以口服。我们自己在家里可以外用。吴茱萸外用效果很不错。我们可以用它煮水泡脚，有的人失眠，泡完以后会睡得很香。

吴茱萸调醋敷脚心，口疮、舌疮、牙痛一晚减轻

不管是口疮、舌疮还是牙龈肿痛，只要是口腔的炎症，都可以将吴茱萸碾成粉末，调一点醋，什么醋都可以，临睡前敷在脚心的涌泉穴上，拿胶布给贴牢了，第二天早上起来揭掉，牙就没那么痛了，贴个两三次就好了。有高血压的朋友，也可以试试这个方法，有辅助降压的作用。

吴茱萸泡脚治口腔炎症和降血压的原理，是引火下行，把身体头部的火往下引，它就不会在头上作怪了，炎症会退掉，血压高引起的头晕也会好转。

这是中医的高妙，头痛医脚，脚痛医头，就是远端治疗。

教孩子制作茱萸香囊敬老人

原料： 吴茱萸3～6克（药店购买），碎布头一块，丝线一条。

做法：

① 将布头剪成圆形。为了结实耐用，我用的是双层布，剪一大一小两个圆形，然后重叠放在一起。

② 把吴茱萸放在布头中间。药店买来的是吴茱萸的种子，呈颗粒状，直接使用就可以。我买时让药店给打成粉末了，为的是用完香包之后把药粉取出来，还有妙用。

③ 把布头包起来，手巧的人可以像包包子和烧卖那样捏出小褶。

④ 挂在胸前或戴在手腕上都可以。

用法： 重阳节前后外出登山游玩时使用，不时放在鼻端嗅闻，可以防病毒，散风寒，缓解受风头痛。

允斌叮嘱

① 吴茱萸入药有禁忌，不可自行食用，一定要遵医嘱。自己

用的话，只可以外用。

　　② 香包戴过之后，如果不用了，可以把里面的吴茱萸取出来外用，泡脚或者调醋敷脚心，效果上节中已有介绍。

　　③ 吴茱萸有三个品种，品质优劣不同，市场上还有一些伪品，买的时候一定要注意闻，气味芳香浓郁的才是好的吴茱萸。

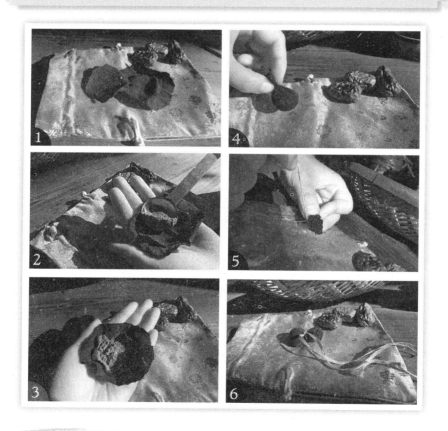

读者评论

　　玲玲2013女郎：说到睡眠，我每次例假前都失眠、上火，这次我提前敷了吴茱萸，开始调醋敷的，后来记得您在《百科全说》里说的是调香油，我发现调香油似乎对我更有用些。不仅改善了例假前腰痛、上火的症状，最重要的是一直困扰我的失眠，似乎好了很多，不会半夜惊醒，几小时睡不着了。

兰的草：吴茱萸贴脚下涌泉穴治口腔溃疡效果特别好。我婶婶摔伤，牙齿将口腔扎破，不能进水吃东西，疼得厉害。用吴茱萸调醋贴涌泉穴后，两天后口腔疼痛减轻，五天后基本好了，七天后彻底好了。

清：这简直是家中必备，只要是感觉到虚火，或者有可能上火的时候，都会贴，家里男女老少都可以贴，效果相当好。

顺时生活会8群读者：吴茱萸敷在涌泉穴上引火下行、排毒，按老师说的去药房买吴茱萸打粉，回家后用香油拌匀，晚上睡觉前敷在涌泉穴上。这两年来我也不怎么长口腔溃疡了，也不怎么上火了，身体明显好了很多。

允斌解惑

问：陈老师您好，按照您说的治疗口腔溃疡的方法治疗了3天，已基本痊愈，很惊喜。这病已困扰我很长时间，去看病时大夫也说挺难治愈，非常感谢，另我还需继续用药巩固吗？

允斌答：可以连贴7天断病根，以后不容易复发。

copy（304枪钉固特五金）问：老师，春分要到了，广东的回暖天也要到了，又是气温多变季节，可以坚持给孩子贴茱萸足贴吗？去年买了两盒，已贴完，孩子说还要贴。孩子4岁半了，这个季节贴对预防咳嗽，促进长高有帮助吗？

允斌答：可以继续贴，对咳嗽有帮助。长高应该没有直接效果。

25 不能让家里老人的身体再"漏"了

如果你家里有六味地黄丸，请拿出来看看药盒上印的成分表，一共六味药，第一个是"熟地"，第二个就是"山茱萸"。

不仅六味地黄丸，所有的地黄丸系列药，都有地黄配山萸肉。地黄补血养阴，山萸肉补益精血。

前面讲过，茱萸分三种，而我们用得最多的其实就是这个山茱萸。山茱萸是很常用的中药，它的中药名称有两个，如果带着籽就叫山茱萸，去了籽就叫山萸肉。它是一味补肝肾的好药。

山茱萸有一个特点，如果你去查历代的药书，有的把它归在滋阴药里面，有的把它归在助阳药中，那它到底滋阴还是助阳呢？实际上它是滋阴又助阳。入冬的时候，就给老年人天天喝这个，这叫作平补阴阳。凡是肾虚的人，无论阳虚阴虚，都少不了山萸肉。

有人问我，平补阴阳的东西还有枸杞、冬虫夏草。那山茱萸跟这两样相比较，它的功效是强还是弱一些呀？

我说，它们的作用点不一样。枸杞偏补肝肾之阴。冬虫夏草偏补肺阴。而山茱萸的味道有点酸，还有点涩，属于中医所说的酸涩之品，它收敛固涩的作用相当强，就是帮助我们把精气收藏起来，这就跟枸杞有很大区别了。凡是精气不固，就需要用到固涩的药。

精气不固是什么概念呢？ 它体现在一个"漏"字上。比如夜尿频多、虚汗不断、男性遗精、女性崩漏，这些都是"漏"，是精气不固的表现。这些情况都可以用到山茱萸。

山萸肉特别适合肝虚肾虚的老年人。比如老年人头晕目眩、耳鸣耳聋、腰腿酸软，或是五更泻——天不亮拉肚子。而小孩子不可以多吃，因为收敛的作用太强了。如果小孩经常有点儿外感积食，再一收，那就不好了。老年人体质比较虚，就需要收，固涩住，让精气不会散掉。

26 献给老人的食方：山茱萸强筋壮骨汤

重阳之后的深秋和冬季，如果家里有年纪大的老人，不妨经常用山茱萸给他们煲汤喝，补补肝肾，强筋壮骨。

山茱萸强筋壮骨汤

原料： 山萸肉、熟地、淮山药、茯苓各30克（四味药材均可在药店购买到）、牛骨髓半斤到1斤（250～500克）。

做法： 将四味药材用冷水泡30分钟，然后用纱布包包起，放入锅中，加水煮开，放入牛骨髓，一起煲1个小时。

功效： 益精血，壮骨髓，补肝肾，强筋壮骨。老年人喝这个汤，腰腿就有力了，不容易酸软、疼痛。

允斌叮嘱

① 牛骨髓可去超市买，一条一条的牛骨髓，一般装在盒里，放在冰柜里出售。猪骨髓也可以，但一定不要骨头，骨头一般不适宜用来煲补药，因为药性会被吸到骨头里面。

② 感冒、痰多、咳嗽，凡是有外感急症时不要喝。进补一定是在身体没有急症的时候时进行。

③ 这汤适合老年人补虚，秋冬季年轻人和小孩适量喝也不错，特别是脾虚、面黄肌瘦或是遗尿的孩子喝有补益作用，但如果孩子积食、痰多不要喝。

读者评论

暄：爸爸年近70，晚间起夜达6次之多，睡眠受影响，人的精神状态也不好，很瘦。用了山茱萸壮骨汤后晚间起夜就一两次了。

丁如君：我的婆婆70多岁，以前每晚总要起夜10多次，总说睡不好。我看了书里描述的症状，我家婆婆大部分都有，因此赶紧给她弄这道汤水，喝了几次后婆婆开心地说好多了。慢慢地睡眠好了，不用晚上去厕所，真的是解决了她的大麻烦。

顺时生活会2群读者：我的腰连续两年扭伤过，这几年都很注意，但是腰也不是很舒服。从去年冬天开始，感觉腰部很凉，有时还围个腰带。前些天看老师的养生日历，书中提示喝强筋壮骨汤，可以益精血、壮骨髓、强筋壮骨。熬好以后，感觉味道又酸又苦，到了第二天，明显感觉腰疼症状减轻很多，感谢陈老师！

允斌解惑

问：我婆婆腿脚不好，家住五楼，没电梯，爬不动楼梯，需要补钙，那吃点儿什么好呢？

允斌答：老年人缺钙，不是因为她吃的钙不够，是因为吸收不好了，所以要健脾胃，这是要点。还有就是要补肝肾，这里推荐的山茱萸强筋壮骨汤是很适合她的。

27 结缘菊花（延寿客），保心血管无恙

"黄花开也近重阳"，黄花指的是菊花，人们一看到菊花开放，就知道重阳马上要到了。重阳节是在霜降的前后，跟霜降形影不离，而采摘药用的菊花，就是在重阳到霜降之际。重阳时候的菊花开得最好，药性也最佳，正是应时令的好药。

唐代孟浩然的诗里说得好，"待到重阳日，还来就菊花"。古时候讲究在重阳节赏菊花，还要喝菊花酒。

菊花茶人们经常喝，而菊花泡酒现在不多见。

菊花酒有两种做法：一种是用酒泡菊花；一种是在酿制酒的时候加入菊花，这样酒就会取得菊花的药性，相对没有那么热性，喝起来也很舒服。可惜现在没多少人有耐心去酿制它了。

重阳节佩戴的茱萸，古人称为"辟邪翁"。而菊花称作"延寿客"。因为菊花对心血管特别好，用好了可以延年益寿。

不要有事没事都去喝菊花茶

很多人日常喜欢泡菊花茶喝，认为可以下火。这个是不对的。如果是体质偏寒的人，不要常年喝单一味的菊花。菊花是凉性的，它凉胃，如果脾胃比较寒的人经常喝，胃气就被败掉了，吃东西就会没胃口。菊花茶要在身体有事儿的时候才喝。

菊花分三种：白菊花、黄菊花、野菊花，药效不一样

白菊花：清肝明目（预防高血压、心血管疾病）

黄菊花：疏风散热（缓解头晕目眩、眼睛发红）

野菊花：清热解毒（调理皮肤长疖、粉刺）

如果把这三样菊花的寒凉性排队，野菊花一定是最寒凉的；白菊花相对来讲，比较平和。

商店里卖菊花，一般按产地分，有四大名菊——亳菊、滁菊、贡菊、杭菊。杭菊产于浙江，以杭州为集散地，故名杭菊。其他三种名菊，都产于安徽。还有一个怀菊，产于河南，是四大怀药之一，一般入药使用。

应该选择哪一种菊花呢？四大名菊，基本上全是白菊花，除了杭菊。四大名菊里，唯独杭菊可以分黄白。所以有时候配方里用到杭菊时会加个白字——杭白菊，以此与杭菊中的黄菊来区分。怀菊花也分黄白两种颜色，有怀小白菊、怀大白菊和怀黄菊。

四大名菊中，杭白菊是比较常见的，而亳菊、滁菊、贡菊，相对产量比较少，比较名贵。

贡菊和杭白菊有什么区别

杭白菊的蒂没贡菊那么大，那么绿，也没有贡菊那么完整的花朵；而贡菊团在一起，很紧致，花朵看起来很漂亮。

为什么叫贡菊？因为它确实好看，而且泡出来的汤色也漂亮。但从功效上来说，与杭白菊是大同小异。

白菊花适合老年人，黄菊花适合中青年人；野菊花凉性最强，一般用来入药

我们想要清肝明目，用哪一种白菊花都可以。平时保健喝菊花茶，白菊花最适合老年人。那黄菊花适合什么人呢？适合中青年人。如果您经常风热感冒，可以用黄菊来疏风散热。

除了可以清风热外，黄菊花最好的用途是解除风热感冒引起的头晕目眩，因为头晕就是风在作怪。还有熬夜后眼睛发红，这种情况下就用黄菊花。

有人问我：你不是说明目要用白菊花吗，黄菊花也可以吗？

我说，白菊花的作用叫明目，老人喝了以后，眼睛不容易干涩，视力不容易减退。而熬夜以后眼睛发红是肝火上炎，我们就要用黄菊花。

如果您是经常坐在电脑前眼睛会很干涩的人，要用白菊花；有红血丝了，再用黄菊花。中医认为，久视伤血，而菊花有通利血脉的效果。当它通利血脉的时候，就是加快我们眼睛的供血；供血足了以后，才会有眼泪分泌。

野菊花的凉性是最强的，所以日常泡茶一般不用，只用来入药。野菊花入药，清热解毒的作用特别好。解什么样的毒呢？咽喉突然肿痛、肿大，扁桃腺发炎了，或者是皮肤长粉刺、长疖子了，这时候，

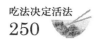
用野菊花泡水喝，效果就比较明显。

不管是白菊、黄菊还是野菊，菊花入药都有个特点，就是作用于人体的上部，特别是头部和眼睛。这是因为菊花有一个重要的功效，叫作升举清阳。人体内有一个气的循环，清气要往上升，浊气要往下降，这叫作气机平衡。如果清气不往上升，人的头部会缺乏能量，就会觉得发晕。有的人患美尼尔氏综合征，甚至出门吹个风就头晕，起不来床，这都属于清气不往上升的症状，那用菊花就正好，而且最好是用黄菊花。

人们用枸杞泡茶，常爱配菊花。这个搭配就很有道理，因为枸杞要配菊花，明目的功效才好。菊花升举清阳，可以引药性上行到眼睛。

允斌解惑

问：平常为了滋养眼睛，我们可能会在菊花茶里放一些枸杞，枸杞可不可以搭配菊花呢？或者是枸杞搭配一些别的东西一起泡水？

允斌答：这个当然可以了，因为枸杞和白菊花就是一绝配，枸杞是平补阴阳的，补肝肾的。很多人以为它只补肾，其实它也补肝，而菊花是清肝的。一个清肝，一个补肝，两个结合在一起，就是帮助肝脏，既把里面的毒给清了，又给它补上去了，所以是特别保肝的一道茶。中药地黄丸系列里有一个杞菊地黄丸，就用到了这个绝配组合。

问：大枣和枸杞呢？

允斌答：大枣和枸杞也是可以搭配在一起泡水喝的。但如果是年轻人的话，这么喝容易生内热，因为枣是热性的，而枸杞平补阴阳，也是很滋补的，两个加在一起就容易把大枣的热性给补上来，容易生内热。

降压食方：白菊饮

很多人以为菊花只是清热的，清肝明目。实际上它还有通利血脉的功效。如果家里老人有心血管疾病，我特别推荐用菊花，而且是白菊花。

有一个验方——白菊饮非常好，是经过很多病例检验的，就是用白菊花给老年人降血压。

降压食方：白菊饮

原料：白菊花1斤（500克）。

做法：

① 把白菊花用水泡一晚。

② 加水煮开，30分钟后倒出来；再加水，再煮30分钟，倒出来。

③ 把这两次的水加在一起，可以稍微浓缩它一下。如果您觉得水不多，不浓缩也行，放在冰箱，分10天喝完。

允斌叮嘱

1斤菊花煎出来的水，大约喝上10天就可以了。每天分几次喝，特别对肝阳上亢型的高血压降压效果非常好，还很平和。老人血压高，平时就喝这个，其他的降压手段照样用，不影响。有冠心病的老人，也可以把这个当作保健的饮品来喝。

治风热感冒的食方：桑叶黄菊饮

原料：桑叶10克、黄菊花10克。

> **做法：**把桑叶和黄菊花放入水杯中，开水冲泡，10分钟后饮用。可加适量蜂蜜调味。

桑叶和菊花气味轻薄，容易散发，冲泡时，在等待茶水变温之前，可利用蒸气熏眼或口鼻，可以增强效果。长期用桑叶黄菊饮熏蒸眼睛，对预防老花眼还有帮助。另外，它可疏风散热，治疗风热感冒，缓解高血压头晕，调理熬夜后眼睛发红。

治咽喉肿痛的食方：罗汉野菊饮

原料：罗汉果1个，野菊花30克（药店有售）。

做法：

① 罗汉果掰开成几块，连核一起放入锅内，加水煮开，转小火煲30分钟。

② 放入野菊花，再煮10分钟关火。

③ 将药汁滤出，然后放清水，再煮30分钟。

④ 两次的药汁可以先后服用，也可以合在一起，分两三次服用。

功效：清热解毒，消炎，调理咽喉肿痛、面部粉刺，缓解便秘。

允斌叮嘱

罗汉果一定要煮到汤色深红，才能充分析出药性。这款茶饮苦中回甘，味道比较浓。

血压、血脂都高的食方：降压降脂减肥饮

前面已介绍了降压的白菊饮小药茶，单一味，是单纯降血压的。但家里的老人家，有时候是血压高，血脂也高，怎么调理呢？

高血脂跟高血压往往如影随形，对于家中老人（可能他们还稍微有一点肥胖）的这种情况，就用菊花给他们配一道"降压降脂减肥饮"。

降压降脂减肥饮

原料： 山楂 30 克、白菊花 6 克、甘草 6 克。

做法： 把上述三种药材冷水下锅，煮开后转小火再煮 15 分钟。

记住，这道茶里的甘草是不可或缺的，不只是为了平衡山楂的酸味，它是有重要作用的。山楂是破气又破血的，但要降血脂还真离不了它，降血脂的药方里面，十之八九我们要用到山楂。但老年人用山楂，最好不要单用，容易伤气血。这时加入一点补气的甘草人就舒服了。

允斌解惑

问： 这个里面能否放一点绿茶呢？

允斌答： 如果有轻微内热是可以的，但一定只放一点点，否则影响山楂的效果。

金叶子问： 这几天感冒、鼻塞、扁桃体炎，我泡了菊花绿茶饮。看了这个视频后，发觉我的菊花买错了，买了杭白菊，明天把它换成野菊花。陈老师，我已经是感冒中，还需要买桑叶一起泡吗？

允斌答： 若是扁桃腺肿大很厉害是可以用野菊花的。桑叶是需要的。

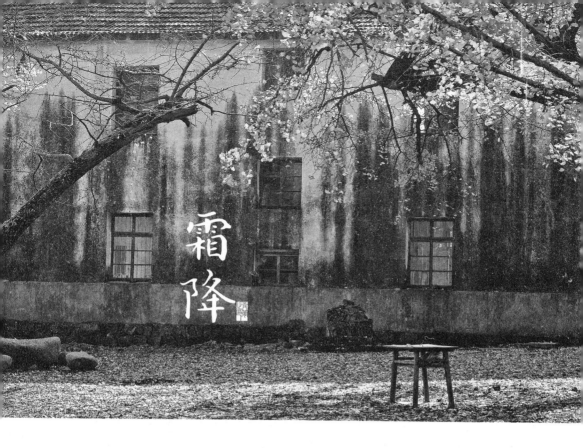

霜降节气音频

　　霜降，是在每年 10 月的 23 日或 24 日。过完这个节气就渐渐过渡到了冬天的萧瑟景象，昆虫都"闭关"了，河水枯落，人体内就反映为缺乏水液滋养，特别是血液。

　　此时，第一是减少户外运动，特别是剧烈运动，因为我们要准备进入冬天的静养阶段；第二就是继续深秋养肝血的工作。

28 霜降时节，"昆虫皆闭关"，养好肝血，准备猫冬

霜降开始于每年公历 10 月的 23 日或 24 日。这个节气是秋天的尾声，霜降节气 15 天一过，就是立冬。

霜降日秋色最浓，过完这个节气就渐渐到了冬天的萧瑟景象，这15 天的季节变换是十分明显的。前人早就观察到，霜降有三个季节特征：河流进入枯水期，草木经霜后变色摇落，虫蛇蛰伏。

北宋文学家黄庭坚写过一首诗，生动地描写了霜降的三个季节特征：

霜降水反壑，风落木归山。 冉冉岁华晚，昆虫皆闭关。

人与天地是相通的，自然界的变换在人体也有所反映。

首先，昆虫都"闭关"了，人也应该避入室内休息。我们的祖先在两千多年前就开始这样做了。"霜始降，则百工休。"每当霜降来临，初霜生成，秋风冻人，人们就会停止一切室外的劳作，准备开始"猫冬"。

其次，河水枯落，在人体内就反应为缺乏水液滋养，特别是血液。为何讲究秋冬养阴？阴就是人体的水液，也包括血液。养阴的一个主要任务就是养血。

霜降的养生重点，就是为即将到来的冬天做准备。第一是减少户外运动，特别是剧烈运动，因为我们要准备进入冬天的静养阶段；第二就是继续深秋养肝血的工作。

在深秋的前半月，养肝血的重点是活血理血；在后半月，养肝血的重点则是暖血补血。

养好了肝，到 11 月 7 日左右立冬，就要开始补肾的工作了。

29 霜降时节养肝血的食方：双莲墨鱼汤

霜降时节，特别注意不要熬夜。熬夜极伤肝血。肝血不足，夜里更难入睡，形成恶性循环。熬夜伤肝血后，还容易引起一系列后遗症，比如脾气急躁、上火、眼睛发红、皮肤干燥、便秘等。

一旦熬夜伤了肝血，第二天要赶紧从饮食上弥补。而墨鱼汤就是养肝血的宝贝。

从霜降到立冬，就算不熬夜，我们也要注意滋养肝血，可以常喝双莲墨鱼汤。这道汤里，墨鱼是养肝血的上品，配上莲藕和莲子，滋补的效果更佳。

双莲墨鱼汤

原料：墨鱼 1~2 只、肥猪肉 1 小块、莲藕半斤（250 克）、莲子 20 粒、枸杞 20 粒、陈皮半个（或 10~20 克）、生姜（带皮）3 片、盐少许。

做法：

① 提前几小时用冷水泡发墨鱼干和莲子（如果是一年内的淡晒墨鱼干和手工剥皮鲜莲子则不需要泡发）。

② 全部原料一起放入锅内，加冷水，大火烧开后，转小火炖40～60分钟。

③ 加少许盐，关火。

④ 起锅后将墨鱼骨取出。

允斌叮嘱

① 用墨鱼干的效果比新鲜墨鱼好。墨鱼干在超市可以买到，有大有小，大的较贵，小的便宜。我喜欢买小的墨鱼干，大约是巴掌大的，一只正好是适合一个人的量。墨鱼有不同品种，选传统品种的滋补墨鱼效果更好一些。

② 墨鱼干分淡晒（不加盐）、半淡晒（加盐）、盐晒（加很多盐）三种，淡晒的好处是补血功效更佳（因为"咸伤血"），加盐晒的好处是可以保存好几年。如果用盐晒的墨鱼干，要多泡洗几遍，汤里少放或不放盐。

③ 墨鱼骨要一起炖才能做到阴阳平衡。墨鱼肉是发物，配上墨鱼骨就不那么发了。炖好后，将墨鱼骨取出来，晒干，可以做应急的外用药，还可以用来擦牙，使牙齿洁白。

④ 肥肉是一定要放的，墨鱼要见荤油才不会苦。用猪油也可以。不吃猪肉，可以用鸡肉代替。

⑤ 每天或隔一两天喝一次，半个月后效果明显。

在这道汤里，各种食材所起的作用：

肥猪肉：润燥补水。

墨鱼：养血滋阴，益胃补气。

莲藕：凉血，活血。

陈皮：理气，解油腻。

莲子：健脾，补心气。

枸杞：滋肝补肾，明目。

双莲墨鱼汤
制作视频

将它们合起来，这道汤的功效主要是养肝血、补心脾、滋阴润燥。其中的莲子止泻，莲藕通便，二者搭配起来就比较平和，适合全家人食用。另外，这道汤只要有荤油就好，鸡肉、肥牛肉也是可以的。

禁忌：皮肤过敏、湿疹及痛风病人不要多吃墨鱼。

读者评论

拐角上的云：照着做了一次这道汤，真的很好喝，继续！

飞扬成一道彩虹：下午炖了喝，真香。

丁如君：对于手脚冰冷的人而言，深秋容易整夜失眠，很难受，自从跟随老师顺时生活，缓解了我的失眠问题，偶尔熬夜也不再担心身体透支。因为这道汤不仅好香、好喝，而且能缓解熬夜失眠带来的伤害。

321：谢谢陈老师，由于工作总对着电脑，喝了这个汤，眼睛没有那么难受了，谢谢！

梅zi：昨天炖了墨鱼双莲汤，真的太美味了，一直以来困扰我的耳鸣、听力下降，昨天竟然一下缓解很多，真的效果非凡啊！感谢老师让大家认识和品尝到这么好的药膳，带给大家健康的生活和美的享受！期待老师对墨鱼更多的讲解。

熊瑛：一碗双莲墨鱼汤还没喝完，后背肾俞、腿部胃经、腿内侧、腹股沟就开始出现反应了。我还找出了大腿内侧肝经上的一个堵点，两膝关节嗖嗖往外冒凉风，吸气也顺畅了。太感谢陈老师了！

S&M：上次老师说的双莲墨鱼汤效果好好，我之前睡觉醒来会觉得口苦，喝了这款汤后口也不苦了，觉也睡得香了。感谢老师的良方靓汤！

燕子：感恩陈老师！老师的几本书《回家吃饭的智慧》《吃法决定活法》《茶包小偏方》我都买了，并且认真看了。结合老师的音频调理身体，一定会获得更健康的身体。墨鱼汤好喝也很补，吃了半个多月，身体感觉暖和多了。

Vera：去年开始吃的，熬夜必备呀。我一休息不好，第二天就会阴虚火旺，牙疼，眼睛疼。早上吃一条清炖墨鱼，再配上乌梅汤，到了中午头痛、牙痛就慢慢好了，眼睛也变亮了。

JANE 将近_深圳：我超爱喝此汤，超好喝。喝了双莲墨鱼汤，肤色变润了，月牙也出来了。

钱艳丽：工作原因难免熬夜，没有喝之前，每次熬夜第二天起来，脸色都非常不好看，而且人也感觉不舒服，浑身没劲。现在每次熬夜早起都会喝，喝完整个人很舒服。

费永梅：双莲墨鱼汤，喝了以后人整体感觉比较清爽。

法图麦＆杨：墨鱼补养肝血最益妇人，莲子补心补脾，莲藕清热去瘀，与墨鱼结合，滋补效果更上一层楼。墨鱼汤味鲜，双莲绵软。滋阴养血不上火，扫尽口鼻干痒眼发涩等不适，深得我爱。

一根葱：陈老师，自从喝了你推荐的墨鱼汤，我整个人精神都好了，腹部也不胀气了，很舒服。感恩老师！

燕姐：手划伤流血了，刮了墨鱼骨粉撒在伤口上，立刻止血了。

允斌解惑

问：莲藕清热凉血，请问阳虚的人能吃吗？

允斌答：可以的，莲藕也健脾胃。

问：陈老师，煮墨鱼汤的时候，泡墨鱼干的水要一起放进去煮吗？还是另外用水呢？

允斌答：如果墨鱼是洗干净再泡的，那么泡过的水也可以放进去一起煮。

问：允斌老师能推荐素食者这个节气适合吃的补肝血的食物吗？素食者也不想错过您说的补肝血的机会。

允斌答：可以吃枣和西梅。

问：请问允斌老师这道汤里生姜是不带皮的吧？因为墨鱼是寒性的。

允斌答：要带皮。姜皮的主要作用是止汗，减少姜肉的发汗功效。

问：我秋天身上痒，一抓有风团但是过会儿就消，能喝这个汤吗？

允斌答：可以。

问：高血压、血脂高之类的人是否可以喝？或者是否可以少量喝？谢谢！

允斌答：可以喝的。

问：今天买了墨鱼干，用水泡后，在它的肚子里面，有黑色的一层，请问该留还是去掉？

允斌答：留下。

Nuan 问：老师，阴虚内热很重，不放生姜，多放陈皮可以吗？喝了有姜的汤，喉咙就长东西，会燥热。

允斌答：可以去掉生姜。

悉数沉淀问：老师你好，早上喝了银耳，再喝墨鱼汤时，我在里面加了面粉，这样喝起来比较扛饿，不知这样行吗？

允斌答：可以的。

30 秋季要冻下不冻上

说到如何保养我们的身体，古人早就代代相传了"春捂秋冻""捂三冻九"这些大道至简的道理。但是，有多少人知道春捂是捂哪里？秋冻是冻哪里呢？

春天的捂，叫捂下不捂上。就是说春天天热起来后，阳光一晒，觉得出汗了，要减衣服，这时，棉袄可以脱，但厚的棉毛裤、棉鞋是暂时不能脱的。

因为这时候虽然天气比较暖和，但地气还很寒。特别是北方，地还冻着呢！地气还没有晒暖，正是乍暖还寒之时，所以要是为了好看盲目减衣反受凉气之害。

那秋天呢，我们就要反过来了，不能凉着上身（当然，如果你的腿觉得凉了，那一定要穿好了，别冻着）。初秋的时候，有点小凉意了，请马上加衣，不是说多穿一条秋裤，而是一定请披上一件外套。

如果不注意这个小细节，我们就容易得呼吸道的病。为什么呢？秋天的地气其实还很暖呢，而秋风从上面吹来，已经带着凉意了。

中医讲，风为阳邪，上先受之。也就是说，风是一个阳性的病邪，它侵袭人体是从上半身开始。所以，秋风一起，我们一定要先穿上外套，特别要注意捂住背。

不管是捂上还是捂下，中老年人完全可以多捂一点，只要别出汗（日常生活中不能老是出汗的，因为中医认为血汗同源，出汗等于出血）。如果出汗了，就证明捂多了，这是不可取的。年龄大的人，只要在不出汗的情况下，捂得稍微多一点，那对身体是很好的养护。

31 一日之内夜不食姜，
一年之内秋不食姜

对于许多家庭来说，姜就像一个朝夕相处的"家人"，舍不得也是离不开，而民间对它也有很多赞誉，像什么"冬吃萝卜夏吃姜，不要医生开处方"等。有人说，男人不能缺姜；有人认为，胃寒、觉得冷的时候吃姜暖和。还有人听说姜好，早上起来一定要吃姜，春夏秋冬都吃……

姜虽然非常好，但古人却说"秋不食姜"。 另外，有人认为一天之内什么时候都可以吃姜，这也是不对的，因为"早吃姜补药汤，晚吃姜见阎王"，应该" 下床吃姜，上床吃萝卜"。

现在的人，身体容易生内寒，而吃姜能很好地驱散脏腑的寒气。但即使吃姜有这么大的好处，也不能不分早晚，不舍昼夜地吃。特别是咽喉有热的人，真的不可以随便地吃姜。因为晚上吃姜，其实是干扰你的呼吸系统，也会扰乱心神。中医讲人晚上心神要安定，但姜是一个阳气之物，晚上吃姜后阳气扰动，会使人睡不好。

那为什么早晨吃就没事儿呢？因为早上我们要让阳气升发起来，

吃点姜，阳气就升发了。所以很多人早上吃了姜以后，就觉得比较有精神。有的人容易头痛，吃了姜以后，早上出门就不头疼了，尤其是受风的头疼。

吃姜的学问很大，简单地总结一下，一日之内应该夜不食姜，一年之内应该秋不食姜。实际上，一年中的秋冬季就相当于一天当中的夜晚。姜是发散的东西，很燥，秋天要想润肺的话，就不可以让肺燥热，所以我们在秋天尽量不要直接去吃姜。**"秋不食姜"**是说秋天不要直接吃姜。

什么叫秋天不要直接吃姜？如果我们秋天吃螃蟹，这个时候要吃姜，但姜在这个时候是当调料用，是用来去螃蟹寒性的。

如果秋天您在家里炖肉，可以放姜。

也就是说，有一些菜，它本来就应该跟姜配，但姜的身份是配料，才能把这些菜的最佳效果催化出来。**秋天把姜当配料来用是没有问题的，都不叫直接吃生姜。**在配菜时该用就得用。

有些人把配菜里的姜丝姜块吃下去了，这个也叫直接吃姜。特别的情况还有：有的人喜欢泡点仔姜当小咸菜吃，那么秋天要少吃。另外，有一些专门是用姜来做的菜，不是当成调料，而是当成主菜。比方说仔姜炒肉、姜母鸭、猪脚姜，这种姜也要少吃。生姜做的零食，比如姜糖，还有醒酒姜，有点咸，像话梅的那种，在秋天也要少食用。

很多人喜欢榨果蔬汁喝，放青椒、芹菜、苹果等等，建议放一两片姜。这样吃姜没有问题，还能平衡果蔬汁的寒性。要知道，生榨的果蔬汁是很寒的，不放姜容易伤脾。特别是年纪大的人，最好不要喝太多生榨的果蔬汁。

32 秋季咳嗽有痰不能吃梨，可用梨皮泡水喝

有些人脾胃虚寒，吃梨会滑肠、腹泻，这种人吃梨，可以连着梨皮一起吃，因为梨皮是止腹泻的。告诉你一个小窍门，吃梨如果带皮一起吃的话，还能减轻一点梨的寒性。

很多人认为梨可以止一切咳嗽，往往会滥用它。家里孩子咳嗽，就给他炖梨来吃。结果发现越吃越咳，痰更多。为什么？咳嗽分为干咳和有痰的咳嗽。痰多的时候，是不可以润肺的。当我们有痰的时候肺是怎么样的？湿的！里面一汪脏水。如果这个时候我们往脏水里面加水，那还是脏水；痰去不掉，咳嗽就一直好不了。所以一定要把肺里的脏水给清干净了，然后再来润肺，这样才对。

有痰的时候不能吃梨，但是可以吃什么？梨皮！把梨的皮削出来，用它来泡水。特别是秋天小孩咳嗽（记住，小孩咳嗽基本上有一个诱因——积食。积食就会生痰，所以不能给他吃冰糖炖梨），用梨皮加上萝卜皮一起煮水给他喝，喝了以后，顺气、消食又化痰，孩子就不咳嗽了。在这个小方子里面，萝卜皮起顺气、消食、消炎的作用，梨皮起止咳、化痰的作用。两个合在一起，效果既好又快。

33 秋季孩子感冒咳嗽时间比较长，能吃梨吗

孩子能否吃梨，要看他有没有痰，如果有的话，是不宜吃梨的，只能用梨皮煮水喝。

如果孩子没有痰而有清鼻涕，还咳嗽的话，那可能是受了一点风寒，这个是风寒咳嗽，跟干咳是两码事。用葱白连须，加上萝卜皮和梨皮，给他煮水喝。用量是1个梨的皮，半个萝卜的皮，葱白要连根须的，用3根。如果孩子不喜欢葱的味道，可以加一点点糖。喝了以后，风寒散去，清鼻涕会很快止住，而咳嗽也能缓解。如果孩子是长期咳，有可能是百日咳，可以用到别的方子。

34 秋天如何让孩子少生病

秋天到了，孩子们适应力不强，容易犯多种疾病。怎么能降低孩子们的患病概率呢？

我建议做两个工作：第一，一定要预防孩子积食，也就是消化不良。有一样东西是秋天常用的，就是秋天的橘子。不是给孩子吃橘子，是经常给他用一点橘皮泡水喝，帮助他消积食。如果用陈皮的

话，效果会更好。第二，虽然讲春捂秋冻，但是如果到了秋分之后，孩子就不可以再冻了，特别是 7 岁以下的孩子，一定要注意他上半身的保暖。否则，上半身一旦受凉，就很容易从呼吸道发出疾病，这一点大家要特别注意。当然，说到秋天的保暖，每个人的上半身都很重要。

35 秋冬时节如何对付哮喘

有人问，秋季其实特别容易发的一个疾病就是哮喘，有没有什么很好的应对方法？

我说，其实应对哮喘的话，应该说冬病夏治，在三伏天的时候来治是最好的。中国有一个古代的方法叫作三伏贴，现在已经验证对于哮喘是最有效的。在三伏的时候贴三伏贴，连续贴三年，一般儿童的哮喘，老年人的支气管炎都可以减轻。通常是贴在后背一些跟呼吸道有关的穴位，比如说肺俞穴、大椎穴这些穴位，本书里的夏季篇中有这方面的详细内容。

　　冬，代表的是终止的意思，也就是一年结束了。
"天地不通，闭而成冬。"万物闭藏，这就是终止。

　　所以冬天养生宜静养，宜反思，宜补肾。如果这一
年你忙忙碌碌，亏待了身体，那更要把握好冬天这个机
会，好好给身体补一下。只有养好"种子"，才有资格
喜迎来年。

肆

冬季

养好『种子』，方能喜迎来年

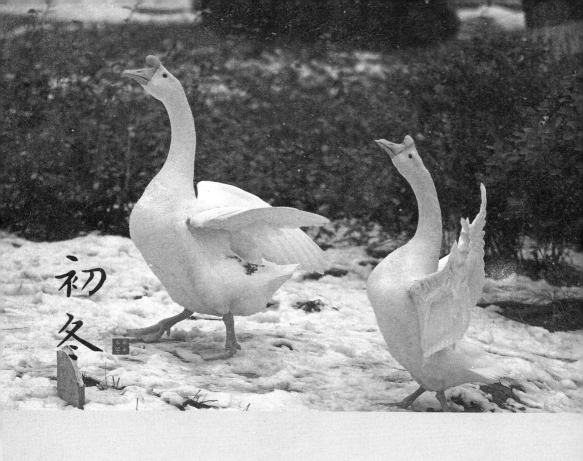

初冬

养生重点：补肾阳、滋肾阴

○初冬：立冬、小雪

时间：冬天第一个月

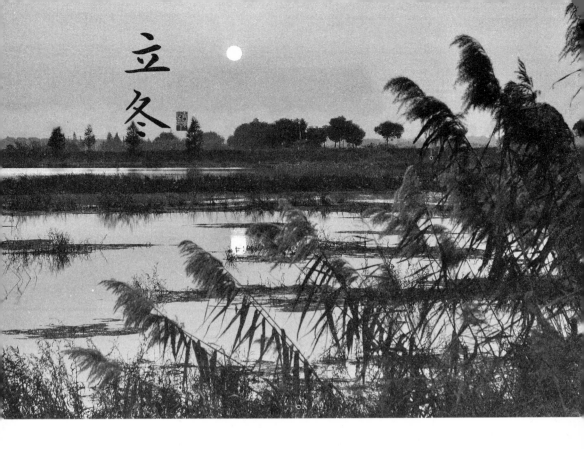

立冬

　　立冬，是在每年 11 月的 7 日或 8 日，在立冬这一天进补，叫作"补冬"。意为要给身体添把火，温补肾阳，以抵御即将到来的寒冬。

1 立冬开始，宜静养，宜反思，宜补肾

每年公历的 11 月 7 日或 8 日立冬，是冬天的开始。冬，古人造这个字，代表的是终止的意思，也就是一年结束了。"天地不通，闭而成冬。"万物闭藏，这就是终止。

所以冬天养生宜静养，宜反思。如果这一年你忙忙碌碌，亏待了身体，那更要把握好冬天这个机会，好好给身体补一下。

在立冬这一天进补，叫作"补冬"。意谓要给身体添把火，以抵御即将到来的寒冬。吃什么呢？首选是羊肉。

一年中，有两次吃羊肉的大日子，一个是立冬，一个是冬至。在这两天吃羊肉温补肾阳，都有事半功倍的效果。

羊肉怎么吃呢？南方立冬吃羊肉汤锅，北方立冬吃羊肉馅饺子，都是既滋补又容易消化的好吃法。

但请记住：不管羊肉怎么吃，一定要放胡椒粉。

很多人觉得胡椒是热性的东西，吃了会上火，认为羊肉汤不可以放胡椒，其实这就错了！

喝羊肉汤一定要放胡椒粉，否则反而更容易上火。

胡椒是温补的，从立冬开始，整个冬天都可以用，煲汤时放一些，既补肾又暖胃。另外，对于偏凉的汤品，比如萝卜汤、鱼汤，胡椒能起到温热的作用。而对于燥热的羊肉汤，胡椒又能防止上火。它能把羊肉的热性导引到人体的下焦，温暖肾脏系统，这个作用中医叫作引火归原，使宝贵的阳火回归到人体的本原。

读者评论

姓符1973：昨晚就吃了羊肉，也听老师的话，放了胡椒粉。去年就照你说的做，觉得很受益，所以今年依旧。

允斌解惑

问：肾结石不知道能不能吃羊肉？这几天我多喝鱼腥草的水见好了，谢谢老师。

允斌答：可以的。

问：已经感冒生病了的人还能喝羊肉汤补肾吗？不然就过时间了呀。

允斌答：如果是风寒感冒（嗓子不痛），可以先吃些茴香补肾，感觉胃口开了就可以喝羊肉汤。

问：请问什么汤都可以放胡椒粉吗？感冒的人能不能喝？

允斌答：冬季喝的汤基本上都可以放点胡椒粉。风寒感冒的人，喝了还有散寒的作用。

问：请问是白胡椒还是黑胡椒呢？还是两样都可以？

允斌答：都可以的。从烹调角度，煲汤选用白胡椒较多。从功效上说，白胡椒散风寒的作用更好，黑胡椒暖胃的作用更好。

问：有些地区还没冷，吃羊肉会不会太上火了？

允斌答：立冬时，南方降温也许不明显，但节令已变。比如福建南部地区，此时可能还穿短袖，但民俗同样讲究吃羊肉锅。

阿梅问：老师说冬至开始喝羊肉汤。我有肌瘤，百度查了说不能吃羊肉，那像我们这样的可以喝什么汤呢？

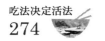

允斌答：可以吃羊肉。

许金娥问：感恩老师，这段时间天天喝羊肉汤，感觉没以前那么怕冷了，可以喝到过完腊月不？早上的姜枣茶能一起喝吗？谢谢老师回答！

允斌答：可以的。

谁说素菜不补肾："凉拌茴香菜"

茴香菜，北方人多用来做馅，其实平时当蔬菜直接食用也很不错。它可以说是我们日常食用的绿色蔬菜中温补肾阳作用最强的，甚至胜过人们普遍认为壮阳的韭菜。

以下的食方可以在正餐时作为凉菜来吃，也可以在立冬的早上，用来搭配粥食用。吃了它，除了补肾，还有开胃散寒的作用，可以预防初冬寒气引起的感冒。

补肾素食方：凉拌茴香菜

原料：新鲜茴香菜、豆瓣酱、植物油。

做法：

① 新鲜茴香菜取嫩茎叶切碎，装盘。

② 舀一小勺豆瓣酱放在盘里的茴香菜上，此时不要去拌它。

③ 锅内放少许油加热（超市买的普通植物油都是精炼过的，

加热一下即可，如果是用生的菜籽油或茶籽油则要热透），将热油倒在盘里的豆瓣酱上，迅速搅拌均匀。

④ 豆瓣酱咸辣鲜香，滋味已经很足，这道菜就不需要加别的调料了。

功效：补肾阳，暖脾胃，散风寒，防流感。

③ 一口红香茶，补肾细无声

茴香菜的种子就是小茴香。它温热的作用比茴香的茎叶更胜一筹。

小茴香长得有点像孜然，也叫小茴香籽。它在古时被称作"怀香"，古人随身佩戴它，使衣服散发香气；还放在嘴里咀嚼，消除口气，是作为珍贵的香料使用的。现代人有福，小茴香随处可以买到，所以，千万不要错过这大好的补肾佳品。

立冬补肾茶方：红香茶

原料：小茴香9克、干山楂（中药名：生山楂）30克、甘草6克（一人份一天的量，小茴香在超市调料柜台有售，干山楂和甘草在药店和部分超市可以买到）。

做法：

① 把小茴香放入无油的炒锅，用小火炒1～2分钟，变黄出香

味后就马上关火。可以一次炒 10～20 天的量（90～180 克），放瓶子里每天取用。

② 把炒过的小茴香和山楂、甘草一起，用沸水冲泡，焖 20 分钟后，当茶饮用。

③ 一天之内可以反复冲泡。

功效： 小茴香专治一个"寒"字。不论是胃寒、宫寒、小腹冷痛还是手脚冰凉，吃小茴香都管用。平时比较怕冷的人，小茴香真的是您不可多得的恩物。

哪些人不适合多吃小茴香

（1）平时特别怕热、爱上火（口干、口苦、口舌生疮、牙龈肿痛、小便黄、大便秘结等）的人。

（2）特别爱出汗的人。

（3）胃热（胃病发作时呕吐酸水，感觉特别容易饿，吃得很多却吸收不到营养）的人。

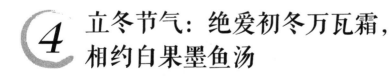

4 立冬节气：绝爱初冬万瓦霜，相约白果墨鱼汤

初冬指从立冬到小雪，也就是每一年 11 月 7 日或 8 日，到 12 月 7 日或 8 日，这是冬天的头一个月。这个月养生的重点，一是温补肾阳，二是滋养肾阴。

立冬时，我们用羊肉汤或是小茴香来补了肾阳。接下来就要补肾阴。

冬天是阴气盛的季节，我们顺应天时来补阴，补的效果会很明显。尤其是阴虚爱上火的朋友，更要做好冬季养阴的工作。

补肾阴要注意，不可以随便服药，滥用补阴药可能会伤到肾阳。"阴"是什么？阴就是营养物质。想达到持久的效果，就要靠食物来养。越是营养丰富的食物，越能养阴。

中医认为肝肾同源，养肾阴要以养肝血为基础。立冬之后的 15 天，是初冬的前半个月，我们以肝肾同补来开始冬季的补肾工作。墨鱼养肝血又补肾阴，我们还是以它为主要食材，配上白果，增强养心的效果。

⑤ 初冬补肾的食方：白果墨鱼汤

白果就是银杏的果实，很补心，是心脏保健的常用食材。但白果不能多吃，因为它有小毒。正常的成年人，每天吃白果不可超过 7 粒，小孩子要减半，这个大家一定要记住。白果煲汤喝效果好，要久煲，最好是一个小时以上。

墨鱼是很滋阴的食材，而且特别养血。人体内的"阴"，就是人体的体液，包括我们的血液。墨鱼就是养血的。自古以来，中医就把墨鱼干当作妇科的一味良药，理血、活血、养血，效果特别好。

　　女性多吃墨鱼非常好。有时候吃一些补血的药，可能会热性，而墨鱼是阴性的，用它补血不会出现血热的现象。

　　白果墨鱼汤是比较平和的大补汤，基本上是老少皆宜。对于一些阴虚的朋友，特别是经常熬夜的人，如果你喝了觉得身体舒服，可以在整个冬天时常做一些来喝。

白果墨鱼汤

　　原料：白果7粒、墨鱼干1只、肥猪肉1两（50克）、枸杞20粒、陈皮1个、生姜3片。

　　做法：提前1~2小时用冷水泡发墨鱼干和白果，放入锅内，再加入其他配料注入冷水，炖上一个小时就可以喝了。

允斌叮嘱

　　① 不要拆掉墨鱼的骨，要整个墨鱼连着骨头一起炖，这样不容易过敏。

　　② 这道汤中加入肥猪肉，是因为肥肉也有滋阴润燥的作用，对皮肤好。而且有了肥肉，汤味才会鲜甜。也可以用鸡肉代替。

　　③ 这个方子里说的墨鱼，是指墨鱼干，是新鲜墨鱼晒制后的干品。一个人的量，墨鱼干大概用巴掌大的一只。这道汤里最好用墨鱼干，鲜墨鱼是发物，墨鱼晒干以后，它就没有那么发了。

白果墨鱼汤
制作视频

　　④ 感冒痰多咳嗽、急性病期间，不适宜喝；女性在经期最好少喝。

读者评论

雪花 ????：我觉得墨鱼汤特别适合我，我睡眠不好，而且月经不调，月经量很少，喝墨鱼汤有效果。

Lucy：去年冬天第一次尝试喝了双莲墨鱼汤和白果墨鱼汤，以前从来不知道墨鱼这么美味。我和妈妈都眼睛干涩，我是长期面对电脑工作，用眼比较多，偶尔会熬夜。每次喝了墨鱼汤都会觉得眼睛舒服多了！

厨娘：我受益最大的是"白果墨鱼汤"，喝汤吃鱼，飞蚊症居然减轻很多。

老包：因为工作关系，我经常熬夜，白天精神不足，而且熬夜第二天视力就会有点模糊。后来看了陈老师的白果墨鱼汤，每天早晨1只，搭配白果、枸杞、陈皮和1小块肥肉熬汤，坚持了半个月，觉得改善视力模糊的效果比较明显，精力也比较足。

明心：冬季喝白果墨鱼汤，对失眠效果很好。之前每到冬季都会通宵无法入睡，喝了白果墨鱼汤后，每晚能睡上三个多小时了，身体也慢慢好起来。

夏蝉：白果墨鱼汤，鱼鲜，白果甘里回苦，喜欢这个味，做法简单。

虔诚良品～觉真：经常喝白果墨鱼汤，给我最大的感触就是肝血充足了，眼睛湿润，每次熬夜第二天喝墨鱼汤，眼睛特别舒服。连续喝了一个月，月经也很准时，一向乳腺胀痛的问题也解决了，即使来月经前，也没有出现乳房疼痛。

6 立冬食方如何搭配，功效才迅捷不衰

前一篇讲的羊肉、茴香，是温补肾阳的。这一篇讲的白果墨鱼汤，是滋养肾阴的。它们应该如何搭配呢？

你可以在立冬那天吃羊肉锅或是茴香菜，接下来的两周喝白果墨鱼汤。如果你是阳虚怕冷的人，可以配合吃些茴香菜或喝些"红香茶"。如果你是阴虚怕热的人，小茴香就要少吃。

总之，这些都是食物，安全、平和，你完全可以根据自身的感觉来调配多与少。只要记住一点：不管你的体质是偏阴虚还是阳虚，最好是把这几样食材都吃到。不要在这两周内，仅仅只吃补阳的食物，或者仅仅只吃补阴的食物。

有的朋友可能会想：我是阳虚体质，那么我专吃补阳的羊肉和茴香，岂不是补得更快吗？其实阴和阳的关系非常奇妙。阴离不开阳，阳离不开阴。孤阳不生，独阴不长。不论是阴虚还是阳虚，都要阴阳兼补，效果才好。

肾阴、肾阳是人体阴阳的根本。它们负责调节全身的阴阳平衡。肾阴、肾阳不平衡，五脏六腑必定会整体失调。在冬季，我们补好肾阴和肾阳，是为下一年的身体健康打下基础。现在花点小小的心思，来年身体会以更好的状态来回报你的。

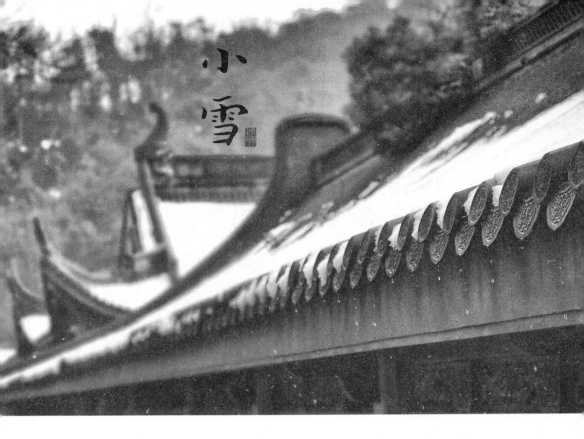

小雪节气音频

　　小雪，一般在每年 11 月的 22 日或 23 日。它是一个很特殊的节气，正是阴阳不通的时候。

　　从小雪开始，人体开始正式进入冬天的养藏阶段。我们要用收获的果实来帮助我们保养、封藏脏腑的精气。

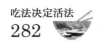

⁷ 小雪时节 "谨盖藏"，一年的所得要在此时收仓入库

每年立冬后，往往还要经历"十月小阳春"，这时冬天的萧瑟还不明显。一场冬雪之后，季节的变换才会完全呈现出来。小雪节气就是这场雪应该下的时候。

立冬之后半个月是小雪节气，一般在每年 11 月 22 日或 23 日。

小雪没有立冬、冬至这样的日子引人注目，现代人往往忽略了它。其实小雪是一个很特殊的节气，我们要顺应天时来养生，就一定要了解在这个节气里大自然有什么变化。

小雪是"阴阳不通"的时候

从秋天开始，天气渐渐往上升，地气渐渐往下降，在小雪这个节气里，它们终于彻底分开了。这叫作阴阳不通，天地闭藏。大自然已经完成了这一年春生夏长秋收的工作，要休息了。

天地是怎样闭藏的呢？要闭藏就要先封固。

在北方，我们可以看到一个明显的外在特征：水面结冰，土地上冻。这就是为了闭藏：封固住表层，保持深层的温度。水面结冰后，水下温度在 0℃以上，鱼儿可以安全过冬。土地表层冰冻后，下面就是保温层。农民在上冻前挖好地窖，把白菜、红薯、土豆等存放到地窖里，这些蔬菜就不会被冻坏。

20 世纪 80 年代，我从南方到北京，入冬后，两件事让我觉得特别有意思：一是储存大白菜，每户人家都买上一两百斤白菜存起来，吃上一冬；二是糊窗户缝，把报纸裁成长条，把窗户缝给糊上。老式的铝合金窗与窗框之间密合是不严的，总有道缝。糊上报纸，西北风灌不进来，屋里的暖气也不容易散出去。这些做法，都是北方老百姓顺应冬季的天时而进行的封固、闭藏。

古人是这么总结的："小雪而物咸成，大寒而物毕藏，天地之功终矣。"从小雪到大寒是丰收之后，天地闭藏的两个月，一年的所得要在此时收仓入库，人体也要进入冬天的养藏阶段。我们要用收获的果实来帮助我们保养、封藏脏腑的精气。

8 小雪时节的食方：补肾养藏汤

人体的精气收藏在肾系统，所以要闭藏就要先养肾，而且要全面补肾，对它进行封固。就像糊窗户缝一样，我们把肾补好，才可以防止精气外泄，同时也给身体保暖。我们可以来喝一道补肾养藏汤。这道汤不只小雪这段时间要喝，整个冬天都可以经常喝它。

补肾养藏汤

原料：生栗子6个（不要炒栗子）、生核桃6个、枸杞1把，陈皮1/4～1/2个（根据大小）。

做法：

① 栗子剥去外壳，不要去掉内皮，切成两半。

② 核桃剥去外壳，核桃仁的外皮则留下，掰开。

③ 将生栗子、生核桃、枸杞和陈皮一起下锅加水煮开后，再煮20～40分钟起锅。

④ 此时栗子的内皮已经被煮到和栗子仁分离了，将它们用筷子捞出来扔掉。

⑤ 可以在汤中加少量糖（最好是红糖，可增强补血的作用，又补充矿物质）调味，喝汤，将栗子、核桃和枸杞吃掉。

功效：补肾养藏汤是温补的，补肾润肺健脾，滋阴补气温阳。每周喝两三次就能起效。久喝还有强筋壮骨的功效。

允斌叮嘱

① 以上为一个人的参考用量，可以根据情况增减。

② 想要汤味不苦，枸杞可多放。核桃、栗子不要贪多，多了不好消化，而且由于带皮，汤会发涩。陈皮个头有大小，自己斟酌放，最关键一点：栗子一定要切开成两半。

③ 此汤偏温补。体质偏热的人可以少用核桃多用枸杞。

④ 有的朋友觉得陈皮煮汤苦，那说明买的陈皮不对，好陈皮不会苦。

⑤ 女性生理期减去枸杞。

⑥ 孕妇喝的话，去掉核桃皮再煲。

⑦ 这道汤老人小孩都可以喝。

剥开栗子的硬壳，里面的果仁被一层毛茸茸的内皮紧紧包裹。很多主妇在烹调的时候都觉得去掉这层内皮是一件很吃力的事。其实，要去掉它并不难：用一碗开水加一点盐，把剥开的栗子放进去泡上几分钟，这层皮就容易剥掉了。

但是我们煲这道汤的时候，完全不需要费这个劲，反而要特意留下栗子的内皮一起来煮。因为栗子内皮有特别的功效，另外，内皮上的毛也不要去掉。

栗子很补，但是吃多了容易消化不良，使人感觉腹胀、气滞、没胃口。用栗子内皮一起煮汤，可以预防这些问题。

这道汤用栗子补肾气，核桃补肾阳，枸杞补肾阴，用陈皮健脾理气、帮助消化，防止过补生痰，是全家人都适合喝的一道汤。

现在，冬季常为暖冬，北方又常干旱。有的年份到了小雪甚至大雪时节，冬天的第一场雪也迟迟不下。这种天气容易引发流行病，比如流感，甚至禽流感。

在北方的朋友，若是当年天冷得晚，小雪不见雪，做补肾养藏汤时，可以加五六个山楂一起来煮，再加些红糖调味，这样会更有利于消化，提高身体的抗病能力。

读者评论

回笼黛西：去年冬天坚持喝了两个月，明显感觉头发都软亮了一些。今年继续。

belle_H：今年都开始第三年喝了，前两年喝完冬天很明显就是头发几乎不脱了。谢谢陈老师。

一根葱：陈老师，我自从喝了墨鱼汤还有补肾养藏汤以来，现在双眼变得炯炯有神了。以前眼睛都是陷进去没精神。

柠柠：本人身体虚，腰背部时常酸胀，有时蹲着腿也酸胀。那个星期没感冒，就煮了一大锅，分三次早上吃后，腰背部没那么酸胀了，腿也轻松了。

艳艳：去年初冬，我感觉手脚冰凉，那也是我第一次接触到顺时生活和陈老师，第一个方子就是养藏汤，吃了之后真的感觉浑身暖暖的，再也没有手脚冰凉的感觉，感恩遇见。

琬芮：补肾养藏汤用起来效果特别好，感觉喝了后半夜不用起床小便了。加上煮起来特别简单，又好喝。

风和日丽：今天按照老师的方法做了冬至养心补藏汤，甜甜的、暖暖的，清香，沁人心脾。好喝！谢谢陈老师！

允斌解惑

问：家里如果没有陈皮，怎么做补肾养藏汤呢？

允斌答： 可以用鲜橘皮代替，但胃肠怕刺激的人不宜。

问：是用生栗子，还是糖炒栗子？

答： 最好是买生栗子来做汤。

问：补肾养藏汤喝多长时间有效果？

允斌答： 补肾养藏汤是温补的，有的人喝一次就感觉身体暖暖的。坚持一两个月每周喝两三次就能达到长期效果。

问：煮了汤喝了，有些药味，是苦的，颜色是中药色的，苦味能接受，栗子吃起来是甜的。十个栗子八个核桃十几粒枸杞四碗水，用不锈钢高压锅煮的。晚上喝点，明天早晨热一下再喝点。争取一周做几次。请问比例合适吗？

允斌答：这个比例也不错，枸杞还可以多点，适合两人喝。

问：补肾养藏汤女性生理期可以喝吗？

答：生理期也可以喝这道汤，最好减少枸杞的用量，加些红糖。

问：我喝完一天了（小雪补肾养藏汤），一直都在放屁排气，这是怎么原因？

允斌答：消化功能不佳的人吃栗子容易胀气，所以这道汤要配上陈皮。对于消化较弱的人，还应该减少栗子的量。

问：补肾养藏汤适合4岁和8岁的孩子么？

允斌答：老人、小孩都适合。

问：孕妇可以喝补肾养藏汤吗？

允斌答：孕早期（三个月内）建议汤里不放核桃。孕中晚期可以喝，最好去掉核桃仁上的那层皮再煲。

问：关于小雪补肾养藏汤，您说体质偏热的少用核桃多用枸杞，这个意思就是说核桃是热性的；但看您回复其他朋友时曾建议孕妇第一要少吃核桃，第二要忌寒凉，这又如何解释呢？核桃到底是热还是凉呢？

允斌答：核桃是偏温性的。建议孕早期的女性慎食核桃，是因为核桃有活血的作用，与寒凉无关。

问：您介绍的方法十分好，真是多谢了。就是板栗要把外面的皮去掉还是很不容易，我有个办法就是先用刀开个口子，再用开水一泡，就好了。但是这样一剥，内面那层皮也掉了。可不可

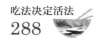
以再把这层皮捡起来放进去呢？这样子不影响功效吧？

允斌答：可以的。

问：我老公喝了小雪补肾养藏汤上火，长口腔溃疡！

允斌答：口腔溃疡不是上火，是湿毒。

问：请问允斌老师，加点大米一起熬粥行吗？

允斌答：可以。

问：陈老师，喝墨鱼汤的时候，这个可以喝吗？

允斌答：可以的。

问：陈皮1个是指1个橘子的皮量？

允斌答：是的。

问：陈老师，上次立冬那两天吃了两顿羊肉茴香饺子后就上火严重，加上喝水少，嗓子就发炎了。这个汤可以喝吗？

允斌答：先用牛蒡去火再喝。

问：核桃能不能用剥好的？超市里有卖带装的，自己在家剥太费事了。

允斌答：可以。

问：陈老师，天一冷，我脚后跟就疼，多喝这汤可以吧？

允斌答：可以的。

利州广场添姿内衣蓝色茉莉问：现在是小寒节，该吃红豆糯米饭了。但是我腰弯下去后，直起来时感觉很累。我还可以吃补肾养藏汤吗？

允斌答：可以的。

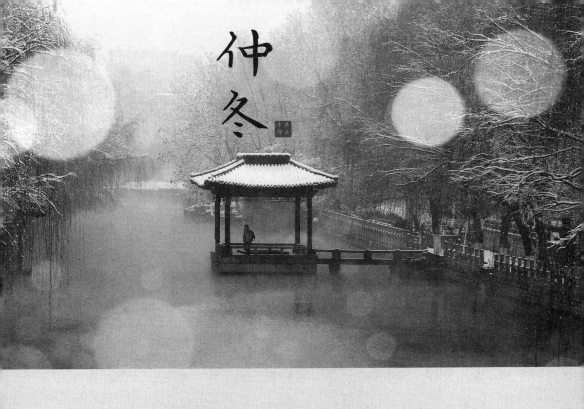

仲冬

○仲冬：大雪、冬至

时间：冬天第二个月

养生重点：补肾精、养心阳

9 仲冬"畅月"，最宜大补

一年中，最适合大补的时节在冬天的第二个月，也就是仲冬，从大雪开始，到小寒的前一天结束。古人将这个月称为"畅月"，就是"充实之月"，万物收藏积聚，充实于内。我们也要通过大补来充实自己的身体。

说到大补，有些朋友是不是眼睛都发亮了呢？确实，大家都喜欢补，很多人更变着法儿地进补，觉得多吃补品总有好处。

其实，进补是补漏洞！补薄弱环节！要补在应该补的地方，在应该补的时间补。补错了，就像在新衣服上打补丁，或是夏天把窗户缝糊得密不透风，越补越难受。

什么时间可以痛痛快快地大补身体呢？就在仲冬这个月。这是一年一度大补的好时机。特别对老年朋友来说更是如此。儿女孝敬给您的昂贵补品，在这个月最有机会给用掉。

在仲冬这个月该如何大补呢？首先是五脏同补，其次是加强补心肾。因为心肾在五脏中，最能受补。

具体地说，**仲冬大补有两个重点：一是补肾精，二是养心阳。**

仲冬有两个节气：大雪和冬至。大雪节气，是仲冬的前半月，我们重点补肾精。到了冬至节气，是仲冬的后半月，我们重点养心阳。

10 仲冬时节，要多待在安静的气场里

仲冬时节，我们顺应天时进行封藏养生，除了大补固肾之外，还要注意避免精气外泄。在上古时代，这个月是不让大兴土木的，不做劳民伤财的事，不称职的官员统统免职，没有用的器物统统丢弃，为的就是创造一个安静的气场，不干扰天地人三者的封藏。

我们现代人应该怎么做呢？简单说，在仲冬时节宜安静，不宜急躁，可以在家读读书，清理一下杂物，家里环境清净了，我们的心也更容易感觉清净；宜静养，舒缓地锻炼，不宜剧烈运动，特别是不要累到满头大汗，一出汗，气就外泄，就达不到封藏的目的了。

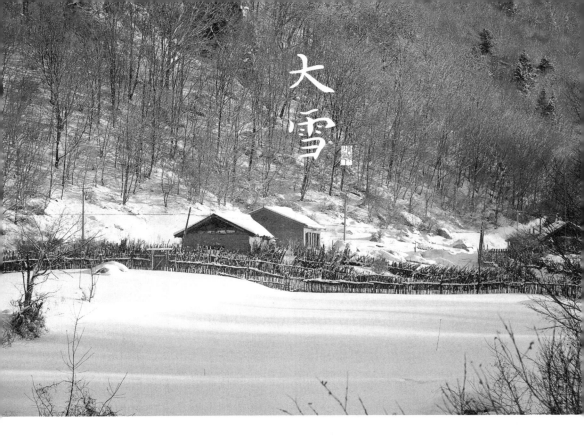

大雪

大雪节气音频

　　大雪，每年12月的7日或8日进入大雪节气，可以痛痛快快地开始大补身体，主要以补肾精为主，但要注意进补是补漏洞，补薄弱环节。另外，还要避免精气外泄。宜静养，舒缓地锻炼；不宜剧烈运动，特别是不要累到满头大汗。

11 大雪时节的食方：大补养藏汤

12月的7日或8日进入大雪节气，怎样大补呢？我们来把小雪时喝的补肾养藏汤加点料，变成大补养藏汤。首先加入一把葡萄干，血虚的人，还可以再加一些桂圆。如果怕吃桂圆上火，可以用整颗的桂圆，不去壳一起煮。

大补养藏汤

原料： 生栗子6个、生核桃6个、莲子6个、枸杞1把、葡萄干1把、陈皮1/4～1/2个（根据大小而定）。

做法：

① 莲子用水泡1～2小时。

② 生栗子剥去外壳，但不要去掉内皮，切成两半。

③ 生核桃剥去外壳，核桃仁的外皮则留下，掰开。

④ 将所有原料一起下锅加水煮开后再煮20～40分钟起锅。

⑤ 此时栗子的内皮已经被煮到和栗子仁分离了，将它们用筷子捞出来扔掉。

⑥ 可以在汤中加少量糖调味，喝汤，将栗子、核桃和枸杞吃掉。

功效： 固肾，补五脏。

读者评论

赵冬梅：陈老师您好，我煮出来的大补养藏汤，就是像您说的那样有苦涩味。我加了红糖调味，味道很好。自从喝了这个汤，每年冬天一到手脚冰凉的毛病也好了。

吉祥三宝：陈老师您好，我煮的大补汤有点涩味，喝时放点红糖，我们一家人都爱喝。我的后脚跟有死皮，现在好多了。每天掉的头发也少了，膝盖也不疼了。

double：喝了冬天大补养藏汤，腰没那么疼了，起夜也少了。

Ling：补肾养藏汤和大补养藏汤都很好喝，里面的食材都是我很喜欢吃的，感觉平时的小零食给一起煮了！喝汤，吃掉里面的栗子、核桃、莲子、葡萄干、枸杞，感觉身体充满能量！老师书中大部分食方的食材都很容易买到，做起来也不费劲，我会努力坚持跟着顺时养生的！

笨笨熊：大雪时节的食方——大补养藏汤，每年这个时节来吃，感觉对身体特别好。之前，我大便一直不成形，也不知道是什么原因，后来跟着老师的养生来吃，吃了一段时间，突然发现好了，就是大补养藏汤起到了作用。跟着老师食方来吃，有时候身体会收到意想不到的效果。

顺时生活会29群读者：吃完早饭准备煮大补养藏汤，上周喝过一次了，比补肾养藏汤好喝，甜而不涩，全身暖和起来了，腰酸的感觉已经没了！

允斌解惑

问：我最近一直按照您这个食方煮着喝，但不知月经期间能喝吗？

允斌答：可以，但枸杞少用或不用。

问：这个配方如果熬成粥可以吗？

允斌答：完全可以。

12 冬季脚后跟开裂（肾虚），要多喝"大补养藏汤"

每年入冬，很多人就会增添一个烦恼：脚后跟开裂。严重的裂开一个血口子，很疼。

对付这种开裂，擦润肤霜并不怎么太管用。这是因为，天气的寒冷干燥只是诱发因素，真正的病根在于肾虚。脚后跟反映了肾的健康状况。肾虚不能给脚后跟的皮肤提供足够的营养润泽，自然就开裂了。

有这种困扰的朋友，多喝这道大补养藏汤，会有帮助。

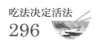

13 冬季脚后跟已经裂口子了，怎么急救呢

我们来准备两样原料：醋、香蕉皮。

买两斤（1 000 克）陈醋或香醋，每天晚上，把醋煮热，用来泡脚。泡十多分钟就可以。然后刮下香蕉皮内侧的白色部分，敷在脚后跟上，用胶布固定住。每天像这样泡一次脚，换一次香蕉皮，过几天，裂口就收了。

14 冬季补肾的食方：每天吃几颗风干板栗，补肾壮骨

人年纪大了容易有腰腿酸软乏力的毛病，这是人老体衰的结果。这样的虚证用药物效果不佳，需要慢慢地食养。中医有一个传统的食养古方，对老年腰腿病效果不错。这个古方就是吃风干的板栗，每天七颗。

唐代有一个大医家叫孙思邈，后世把他尊为"药王"。他说过一句话：栗为肾之果，意思是栗子补肾效果非常好。

板栗怎么风干？您可以用一个网兜把新鲜的生板栗给兜起来，挂在家里通风的地方，比如阳台上。过个十来二十天，就风干了。

风干的栗子，里面的栗子仁缩小了，更容易剥壳，这时候的栗子仁，说是干又没有完全干，表皮蔫蔫的有些发皱，吃起来别有风味。

补肾食方：每天吃风干板栗

请告诉家里的老人，这个风干栗子最好每天一早一晚空腹生吃。不能狼吞虎咽地吃，干栗子仁是有点儿硬的，要慢慢地嚼，最好嚼36下，在嘴里把它嚼得碎碎的，然后连着唾液一起，慢慢地分三口咽下去。

每天吃多少合适呢？7～10颗的样子，根据个人的消化能力而定，以吃后不感觉腹胀为度。

肾主骨，补肾就是补到了我们的骨头。中医认为，所有的种子都入肾经，可有的是泻，而栗子是专补不泻。

板栗的生熟也有讲究。生板栗，和煮熟或炒熟的板栗功效有些许区别。熟板栗脾肾兼补，偏于补气，老人经常腹泻，吃熟板栗可以调理。生板栗偏于补骨，治腰腿病或是预防牙齿松动，吃生的效果才好。

允斌解惑

姚真问：老师，现在还能吃生栗子吗？我听您音频课上说，肾阴虚脚后跟痛，早晚各吃7粒。我吃了好多了，不知道还可以吃下去吗？

允斌答：如果调理脚后跟痛，还可以继续吃。

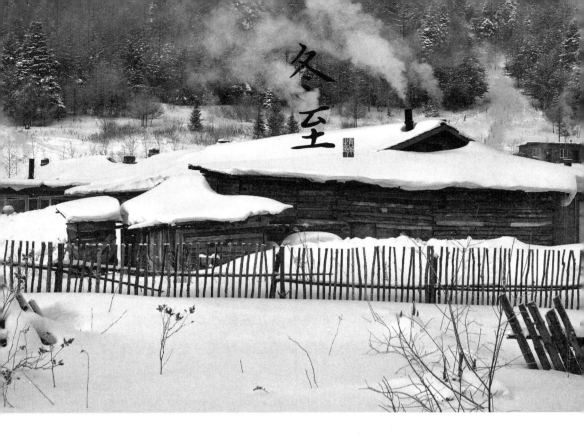

冬至节气音频

　　冬至，如果创立一个养生日历，那么它的第一天应当从冬至开始。冬至日虽然是在每年12月的21日到23日，却是一年养生的元点。此时进补，以补阳补气为主，有平时的三倍之功。

　　另外，冬季是心源性猝死的高发季节，冬至前后更是高危时段。在阳气初生的这段时间，我们一定要好好养护心阳。

15 "庭前杨柳，珍重待春风"：冬至时节，进补三倍功

　　如果创立一个养生日历，那么它的第一天应当从冬至开始。冬至日虽然是在每年 12 月的 21 日到 23 日，却是一年养生的元点。

　　气自冬至始。冬至是冬天到极点之时，这时天地一片萧瑟。看似没有生机，其实阳气马上要开始萌芽，所以这是天地阴阳转换的关键节点。此时进补，有平时的三倍之功。

　　冬至日当天进补，以补阳补气为主。

　　传统习俗，冬至是全家团聚的大节日，一定要回家吃饭，而且要吃滋补的食物。南方习俗冬至早上全家吃汤圆，是从一大早就开始补了。其实这一天，三顿都可以补。吃汤圆，吃饺子，还要吃羊肉。

　　至少在 6 500 年前，我们的祖先就测定了这个意义重大的节气。冬至的重要意义可以用八个字概括：否极泰来，一阳复始。

　　一阳复始的"复"字，含义很深刻。在《易经》中，有一个"复"卦。古人用此卦来形容冬至。"复"有"返"的意思。物极必反，终点即是下一个循环的起点。

　　如果我们把一年看成一天，那么冬至就是一天的终点和起点，也就是子夜 12 点 / 0 点。子夜时阴气最强，冬至时也同样，因为这一天阳光照耀南回归线，是太阳离北半球最远的一天，因而阴气达到顶点，阳气达到最低点。接下来太阳直射点一天天往北回归，阳气就一

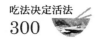

天天增长了。所以说，复，即是回归，是颠覆，也是复生。冬至时节，最宜反观自省，改变以往不健康的生活习惯，一切重新开始。

冬至时，阴气最盛，而阳气归零，是我们察病的好时机。如果身体某处功能比较虚弱，冬至前后的反应就会比平时明显。此时身体哪里不舒服，往往是那里的阳气不足。冬至前后，可以注意观察身体有什么反应。特别是冬至当晚，建议你早早上床，安静平躺，好好感受一下全身各处的状况。

在这个时间段，有的人会感到腰痛或是膝盖发冷，有的人会发现自己的小腿比较容易浮肿，有的人总拉肚子，这都是阳虚的信号。

更多的朋友还会有这样的体会，就是睡眠似乎变差了。有些朋友平时睡眠还可以，但冬至这几天就是感觉比平常难以入睡，特别是每到夜半时分。这也是阳虚，并且是心阳虚。

心阳不足，心脏功能变弱，直接影响睡眠。心主管我们的睡眠，若心得不到足够的滋养，心神不能安定，就无法入睡。

16 冬至时节的食方：冬至补心养阳汤

如果把人体比作一个国家，心就是这个国家的国王。国王弱，五脏六腑这些大臣都跟着变弱，甚至有"亡国"的危险。冬季是心源性猝死的高发季节，冬至前后更是高危时段。蛇年冬至节气期间，一位全国知名的企业精英就因为心梗突然去世，年仅 47 岁，多令人惋惜。

冬至后，人体心阳最弱，更容易出现问题。在阳气初生的这段时间，我们要好好养护心阳，可以喝一道补心养阳汤。

冬至补心养阳汤

（注：素食的朋友，可以去掉此方中的羊肉，买一个榴梿，用榴梿壳内的白色部分和榴梿核来煲冬至养心汤。）

原料：羊肉 1 ~ 2 斤（500 克 ~ 1 000 克）、黄芪 100 克、当归（全归）20 克、甘蔗 2 ~ 4 节、带皮生姜 2 块、大枣 8 个（这是一家人喝的量）。

调料（后放）：黄酒 1 两（50 克），香菜 1 两（50 克），胡椒粉、盐、辣椒粉（怕辣可不用）少许。

做法：

① 黄芪、当归用清水浸泡 30 分钟。

② 香菜切成末，甘蔗去皮后，纵向剖开，带皮生姜拍扁。

③ 锅内烧开水，将羊肉下锅煮出血沫，将水倒掉，羊肉冲洗干净。

补心养阳汤
制作视频

④ 锅内重新加水，将全部原料一起下锅，大火煮开后，放黄酒，转中火炖 1 个小时。

⑤ 放入胡椒粉，关火起锅。

⑥ 在汤碗里放入香菜末和少许盐，将羊肉汤盛入汤碗。

⑦ 将锅里的羊肉捞出，切成块，配盐和辣椒粉混合做成的蘸料食用。

允斌叮嘱

① 盐不可下锅。没有喝完的羊肉汤里不要放盐，下顿热过之后，喝时再放盐调味。

② 湿气重的人可以放十几粒花椒一起炖。

③ 切记：感冒时，汤里不能放黄芪。

④ 没有甘蔗可以放牛蒡，也能平衡羊肉的燥热。但甘蔗在这道汤中起到多种作用，特别是对于心脾的保健，实在是妙不可言，而且无可替代。

⑤ 有没有前两天晚上睡眠不如平时好的朋友？特别是这几天的夜半时分，如果感觉比平常难以入睡，很可能是心阳不足，是心脏功能变弱的信号，需要好好调理了。补心汤很适合你来喝。

⑥ 补心汤对一般人都适用，小孩、年轻人只要不是特别燥热体质都可以喝（感冒发烧暂停）。

⑦ 黄芪和当归的剂量可以根据自己家的人数和体质适当调整，只要保持 5 : 1 的比例就好。之前讲过，这是补血的黄金比例。

⑧ 生姜在这道汤里不仅能去除腥味，它和大枣一起搭档，还有调和脾胃的作用，是这道汤不可或缺的配角。

⑨ 冬至补心养阳汤是大补的，怕自己虚不受补的人可以提前一两天先用 2 根葱白、3 片带皮生姜、1/2～1 个萝卜的皮煮汤喝下，散散表邪，为进补补心养阳汤做好准备。

冬至将冬三月分为两半，前一半，我们以补精气为主，以肾为重点；后一半，我们以补血气为主，补肾之外，增加补心。心主阳，一阳复生，就要从"心"开始。

读者评论

董佳的日记本：我昨天用高压锅煮了羊肉汤，很香。甘蔗与生姜放多了，虽然如此，我昨天晚上睡了 8 个小时（长期失眠），可能第一次吃效果特别好。谢谢！

UFO 图片 看起来像画盘：晚上手脚冰冷，喝完这个汤，晚上特别暖和。再也不用睡觉缩成一团了。

小凤 18963954484：冬至的补心养阳汤，气血都补，喝完眼睛明亮，皮肤紧致红润。

漂亮妈妈：补心养阳汤简直就是我们全家人的最爱！现在的我精神好、心情好、睡眠质量好，以前这些都不太好！

艾咪：我从不吃羊肉的，这个方子没有羊肉膻味，甜甜的，味道很鲜美，身体越来越好，收益很大！

法图麦&杨：作为一个穆斯林，对羊肉是来者不拒的。尤其是陈老师的这道食方，更是将羊肉的功效与美味推向极致，我怎么可能不喜欢不接受。羊肉美味，汤汁香甜微辣，甘蔗解腻，黄芪补气……整个料理，取长补短，相辅相成。食时酣畅淋漓，食后周身融暖，又回味无穷。

慧：连续两年冬天跑步，后来觉得膝盖疼，有点类似于水肿。2018 年秋天接触陈老师，冬天喝了养阳汤，春节后尝试跑步，没有出现膝盖疼痛的情况，大爱陈老师！

兰兰：冬至前几天，噩梦连连，半夜惊醒后就再难入睡。喝

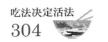
了一次养阳汤，冬至当晚没噩梦，一觉睡到早上6点半，见效太快了，感谢陈老师！

绿爱：冬至喝了补心养阳汤，甘蔗和羊肉搭配太好喝了。大冷天别人都说太冷，我却觉得身上暖暖的，而且牙龈出血、鼻子不通的毛病也都好了！以后跟着老师好好学养生，感恩老师！

允斌解惑

DongDong 问：陈老师，泡当归黄芪的水要留着一起炖吗？

允斌答：如果药材干净的话可以。

范范问：这道养阳汤就在冬至这天喝吗？冬至之后不能再喝了吗？

允斌答：一个节气15天。

17 为什么炖"冬至补心养阳汤"要放甘蔗呢

炖羊肉汤时，人们习惯上是放点萝卜。为什么这道补心养阳羊肉汤里要放甘蔗呢？因为放甘蔗有萝卜所代替不了的妙处。

萝卜和甘蔗都能平衡羊肉的燥性。阴虚火旺、内热重的人吃多了羊肉容易上火。加甘蔗或萝卜进去，可以平衡一下，适用的人群更广。

但萝卜是下气的，会影响黄芪补气的效果，而甘蔗就不会。甘蔗是脾之果，养脾又养胃，能清胃热，又能够补血，可以增强这道汤的补心效果。

允斌解惑

问：补心养阳汤里的这个当归是全归还是归头啊？

允斌答：当说到当归时，没有特别注明就是指全归。

问：买不到甘蔗，可以用萝卜代替吗？

允斌答：萝卜会影响黄芪的药效。买不到甘蔗，可以退而求其次，用牛蒡代替。

问：之前的补肾养藏汤还继续喝吗？

允斌答：补肾汤整个冬季每周喝 1～3 次，补心养阳汤在冬至后 7～14 天内喝。

问：一次煮出两天的量应该没有问题吧？

允斌答：没问题的。

问：主要是喝汤吧？那就多放点水，煲一次喝两三次可以吗？

允斌答：可以的。

问：昨天喝了这个补心汤，第二天开始嗓子痛，并且带动右耳也有点痛，是不是补大了，上火了。现在该吃点什么灭火好呢？

允斌答：这种情况是有外感，汤里不应当放黄芪。可以到蔬菜柜台买新鲜牛蒡，切成丝生吃（可以按自己口味拌些作料），或是服用一两次板蓝根冲剂，嗓子就不痛了。

问：我连续几晚半夜三点左右失眠，睡眠质量也不好，加上

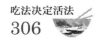
感冒难受死了！请问是不是等感冒好了才适合喝补心养阳汤呢？

　　允斌答： 感冒好了，而且不咳嗽时就可以喝了。

　　问： 这个汤孕妇能喝吗？我已怀孕3个多月了。

　　允斌答： 孕早期的女性，煮这个汤可以去掉当归。

18 冬至数九：晓妆染梅，"写九"消寒

咏九九诗一首

唐·无名氏

　　一九冰须万叶枯，北天鸿雁过南湖；霜结草头敷翠玉，露凝条上撒珍珠。

　　二九严凌彻骨寒，探人乡外觉衣单；群鸟夜投高树宿，鲤鱼深向水中攒。

　　三九飚流寒正交，朔风如箭雪难消；南坡东地周荒灞，往来人使过冰桥。

　　四九寒风不掩心，鸟栖犹自选高林；参没未知过夜半，平明辰在中天心。

　　五九残冬日稍长，金乌过映渐尽堂；惟报学生须在意，每人添诵两三行。

　　六九衣单敢出门，朝风庆贺得阳春；南坡未有蓂荚动，犬来先向北阴存。

七九黄河已半冰，鲤鱼惊散当头行；喜鹊衔柴巢欲垒，去年秋雁却来声。

八九蓂荚应日生，阳光如云遍地青；鸟向林间催种谷，人于南亩已深耕。

九九冻蒿自合兴，农家在此乐轰轰；楼中透下黄金籽，平原陇上玉苗生。

上面这首诗是从敦煌的手抄卷中发现的，是十分难得的民俗资料。它是现在我们能看到的年代最早的数九歌。

古人认为冬至时阳气开始复生，是为一阳生，到下一个月（残冬）为二阳生，待到正月时便是"三阳开泰"了。所以冬至虽然是冬天到极致的时候，却也意味着春天不远了。人们开始数着日子盼望春天，所以从冬至开始"数九天"，数到九九八十一天，便是春暖花开的时候了。

数九天与节气	
冬至	一九、二九
小寒	三九
大寒	四九、五九
立春	六九
雨水	七九、八九
惊蛰	九九

为了增添"数九"的趣味，人们在冬至这天，会画一幅"九九消寒图"。有人画一枝素梅，有人写九个空心字，每天填上一笔，到九九八十一天时正好填色完成。连宫里头的皇帝也会亲自执笔来"写

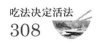

九"消寒。

如果您有雅兴，不妨也学皇帝来画一幅"九九消寒图"。明清时，宫里流行的图有三种样式：

一、最简单的九九消寒图："铜钱图"

做法：在纸上画九个大的方格，每个方格中，用笔帽蘸着红色印泥，印9个红圈，一排3个，一共3排。从冬至日开始，每天用笔填涂一个圈。根据当天的天气，填涂圆圈的不同位置。口诀是：上画阴，下画晴，左风右雨雪当中。

二、最闺阁的九九消寒图："晓妆染梅图"

做法：在纸上画一根梅枝，枝条上画9朵白梅花，每朵花画9个花瓣。从冬至起，每天用颜色染一个花瓣。古代闺阁女子是在早上化妆的时候，顺手以胭脂给花瓣染色，等到纸上的白梅全部染红，就是"红杏枝头春意闹"了。如果要用颜色标注天气，也有口诀：晴为红，阴为蓝，雨为绿，风为黄，雪为白。最后画成一幅五彩春花图。

三、最文艺的九九消寒图："写九图"

做法：写九个字，每个字都要是九画，比如"亭前垂柳珍重待春风""春前庭柏风送香盈室""雁南飞柳芽茂便是春"等等。双钩描成空心字，每天描红填写一个笔画，等九个字都填写完，正好是九尽春来。

最有名的一幅写九图，是清代道光皇帝御笔亲书的"亭前垂柳珍重待春风"。每天当值的大臣负责填写一笔，还会在旁边的空白处细细地注上当日的天气情况；如此这般记录下来，遂变成一篇数九日记。

管城春满

待 九/七 十九日全 十一日始	柳 九/四 二十二日全 十四日始	亭 九/一 二十四日全 十一月十六日始
春 九/八 二十八日全 二十日始	珍 九/五 十六年正月初一日全立春 二十三日始	前 九/二 十二月初四日全 二十五日始
風 九/九 二月初八日全 二十九日始	重 九/六 初十日全 初二日始	垂 九/三 十三日全 初五日始

九九消寒图

消寒益气歌

奇财子禄图
新正月初七日终　十二月十九日始

阿弥陀佛第七声，七九阳回动春风。七夕仙子从天降，福禄寿考汾阳公，德厚享高龄。

四平八稳图
十二月初十日终　十二月初二日始

阿弥陀佛第四声，四九阳回四相通。四面观音四面渡，四时吉庆喜相逢，养气自然平。

七星拱一图
十一月初五日终　十一月十三日始

阿弥陀佛第一声，一九阳回日日增。有位古佛释迦祖，一个木鱼一本经，一意渡众生。

八方朝贡图
新正月十六日终　新正月初八日始

阿弥陀佛第八声，八九阳回细柳青。八洞仙祝寿星，仙酒醉长生。人八种宝，齐向瑶池

一门五福图
十二月十九日终　十二月十一日始

阿弥陀佛第五声，五九阳回向阳生。五位古佛正中坐，五伦顺序五路通，无处不兴隆。

左右合和图
十一月十四日终　十一月二十二日始

阿弥陀佛第二声，二九阳回万物生。二位仙师和合子，二人同意念念真经，事事都亨通。

九五至尊图
新正月二十七日终　新正月二十五日始

阿弥陀佛第九声，九九阳回遍地青。九星斗姥云端坐，九如散与帝王宫，九洲复大清。

六和得正图
十二月三十日终　十二月二十八日始

阿弥陀佛第六声，六九阳回地气通。西来六祖达摩子，面壁十年渡众生，感化不非轻。

三星在户图
十二月初一日终　十一月二十三日始

阿弥陀佛第三声，三九阳回喜气盈。三阳开泰，吉人靠天公。三位星君福禄寿，阳明通

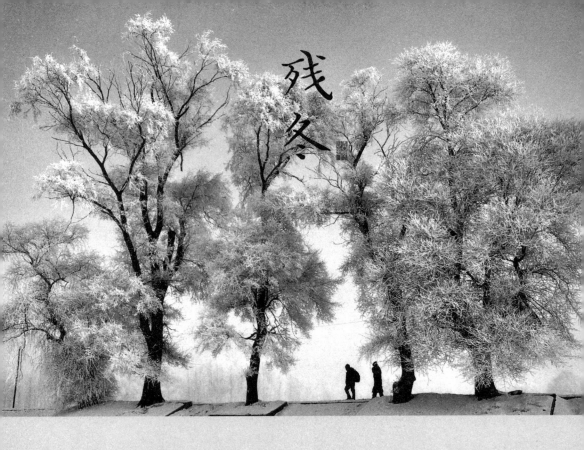

残冬

○残冬：小寒、大寒

节日：腊八节、除夕

时间：冬天第三个月

养生重点：补肾气、排湿毒

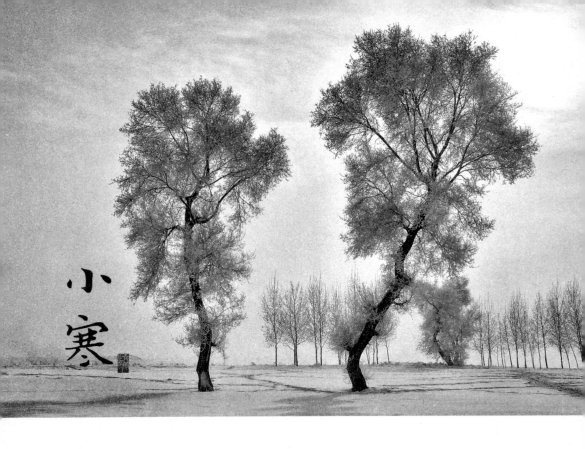

小寒

小寒节气音频

　　小寒，在每年1月的5日或6日，是残冬的前半个月。一年中的最低气温往往出现在小寒节气，因为这个时候正是三九寒天。

　　小寒时地气最寒，我们要防的寒是寒湿，而且是下半身的寒湿。此时节养生的重点在固肾、暖心、排下身寒湿。

⑲ 小寒时节地气寒，严防下半身的寒湿

从小寒到立春前一天，也就是每年的1月5日或6日到2月3日前后，是冬天的最后一个月，称为残冬，也叫深冬。

这个月的养生要花点不一样的心思。为什么呢？残冬时天气严寒，眼看春天要来了，但反而是一年中最冷的节气。

这个时候，我们就要有两个不同方向的考虑：一是防寒，给身体保温；二是要为即将到来的春天做一点准备，打打底子，不能再像初冬和仲冬那样进补，而要开始做排毒的准备工作了。

在最冷的冬月里，怎么从饮食上防寒呢？一是固肾气，二是暖脏腑。肾气固住了，没有漏洞，寒气就不容易侵入。暖脏腑重点在心和脾，心主血，脾统血，暖了心脾，血才能暖，给全身带来热力。

残冬有两个节气：小寒和大寒。从节气的名称上就可以知道这个月有多冷。

小寒节气为前半月，养生的重点在固肾，暖心，排下身寒湿。

大寒节气为后半月，养生的重点是固肾，暖脾，增强肝脏排毒功能，为春天做准备。

老人们都知道："大寒不冷小寒冷。"一年中的最低气温往往出现在小寒节气中，因为这个时候正是三九寒天。冬至日是数九的开始，数完两个九，正好是在交小寒后四天左右，进入三九。

在如此冷的小寒，我们要防的寒是寒湿，而且是下半身的寒湿。

小寒时地气最寒，寒从下来。而湿气是从哪里来的呢？是人体内部产生的。水遇冷成冰，人体内的湿气也类似。

天冷，人体的水液代谢就不容易畅通。水往低处流，时间一长，湿气就容易盘踞在人体的下焦。有的朋友会出现生殖系统或泌尿系统的问题，比如尿频、白带增多；有些年老或体弱的朋友，会发现自己的小腿经常浮肿。

为了祛除这种寒湿，小寒时适宜常吃糯米红豆饭。这个饭能让我们的身体温热起来，补肾气，暖心，又能排出下半身的湿气。

20 小寒时节的食方：糯米红豆饭

凡是进补，都要注意要给人体内的病气留下一个排出的通道。这就好比在室内烧暖气，若是门窗封闭得死死的，一味地烧，人在里面就会憋闷得受不了；这时候就要开一点窗，让浊气排出去。我们进补的时候，也是同样，不论怎样大补，总要配一点"泻"的东西，才不会变成"呆补"。

糯米红豆饭

原料：红小豆2两（100克），生糯米2两（100克），油（最好用猪油或黄油）、盐、芝麻各少许。

做法：

① 红小豆加清水入锅，煮开后10分钟关火。

② 炒锅内多放油，烧热后放少许盐，放生糯米，用小火不停翻炒。

糯米红豆饭
制作视频

③ 炒到糯米微微发黄，把红豆连汤一起倒入，小火焖熟后起锅。

④ 芝麻放炒锅内，不要加油，开小火炒香，撒在焖好的糯米红豆饭上。

为什么不直接煮糯米而是先用油炒过呢？因为糯米补肾，却比较黏，难消化，炒到焦香之后，再焖熟，你会发现糯米吃起来感觉不那么黏了，这时候的糯米实际上变得容易消化了，脾胃较弱的人都可以吃，而且糯米炒过还能增添健胃的功效。

糯米不需要预先泡，直接下锅炒就可以，这样炒起来比较容易，而且做出来的饭更香。若是还想更软一点，也可以将糯米泡过沥干再炒。

泡过的糯米下锅后容易黏成一团，要不停地快速翻炒，直到糯米表面的水分完全炒干后，才会粒粒分明，不粘锅。

糯米固肾气、补脾肺虚寒，而红小豆祛湿气、养心脾、强健筋骨。这个搭配再合适不过了！糯米虽补却有些黏腻，怕补过了。而红小豆却不是纯补，它还有泻的作用，能排湿气。

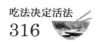
读者评论

小天：昨天老妈就给我做了糯米红豆饭，晚上睡觉很好，没起夜（平时自己老起夜）。谢谢老师！

Vera：这个饭好好吃哦，去年冬天用的是紫苏子的食方。红豆、糯米都是我喜欢吃的，就是害怕不好消化，看了书上的这个食方觉得很棒。我吃了一冬天，不那么怕冷了，最惊喜的效果是可以祛水肿，我冬天、夏天水肿很厉害。今年冬天一直没水肿，开心！

允斌解惑

问：陈老师，之前我吃糯米红豆饭，发现自己的浮肿消了好多，现在夏天了还能接着吃吗？还是要换别的了？

允斌答：夏天换黄芪粥吧，对气虚浮肿也很好。

狂奔的蜗牛问：老师，月经期可以吃糯米红豆饭吗？

允斌答：可以的。

叶子问：烧红豆饭的糯米一次能多炒点吗？多炒点下次烧一样吗？红豆饭能不能天天吃？还是一周吃2~3次？我是大便不成形能这样吃吗？盼望老师给个回答，谢谢老师！

允斌答：1、2、3可以的，4加莲子。

心翔问：老师，哪里有卖猪板油的？今天买了红豆糯米，忘了买黄油，普通植物油功效就差了吧？

允斌答：用肥肉炼油，或者用花生油代替。

雁问：美女老师您好，红豆糯米饭水放多了，油也多了，变成粥了，还管用吗？一顿吃不了，冻上慢慢吃行吗？

允斌答：可以。

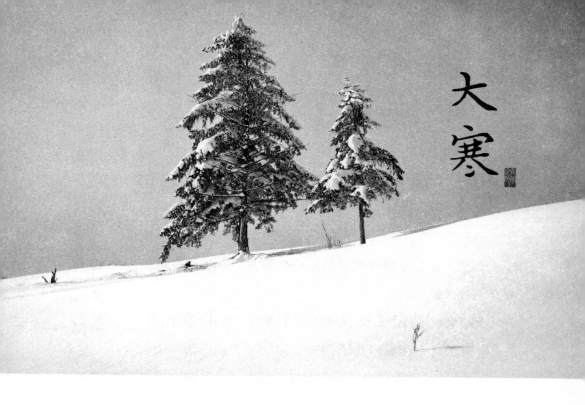

大寒

　　大寒，是二十四节气的最后一个节气，一般是在每年1月的20日或21日。这是数四九的时候，寒到了顶点。正如俗话说，三九四九，冻死老狗。此时节养生的重点是固肾、暖脾，增强肝脏排毒功能，为春天做准备。

　　大寒，是我们一年中最后一次进补的机会，一定要好好把握，过一个暖洋洋的大寒。补好身体，一起迎接春天的到来！

21 大寒时节"送寒气",最难将就"寒"

大寒,是二十四节气的最后一个节气,一般是在每年 1 月 20 日或 21 日。

大寒之所以叫作大寒,是指在这时寒到了顶点。俗话说:"三九四九,冻死老狗。"小寒时我们数过了三九,大寒就是数四九的时候。

为什么冬天马上快过去的时候反而最冷?大寒、小寒的寒来自何处?

冬至时太阳离我们最远,但那时并不是气温最冷的时候。大地的降温有一个滞后的过程,等过了二十多天,在小寒与大寒之间,大地的温度才降到最低点,这时气温达到最冷。

因此,残冬的寒与初冬的寒不同。初冬时,西北风带来寒潮,但地气还有余温,寒气在上。残冬时,地气冷到最低点,寒气在下。

在残冬防寒,要防止寒从脚下起,要特别注意下半身保暖。出门尽量穿最暖和的鞋子,老年人戴好保暖护膝,最好每天泡泡脚。北方人家里过冬保存的大葱,这时候大部分葱叶都枯干了,不要扔掉,摘下来煮水泡脚正好。大葱通阳,泡过以后脚会暖暖的,很舒服。

物极必反,寒到极点,也说明天气要回暖了。过完大寒,就是立春。冬去春回,而春天是不宜补的,所以**大寒是我们一年中最后一次进补的机会,一定要好好把握,过一个暖洋洋的大寒。补好身体,一起迎接春天的到来!**

22 大寒时节的食方：消寒糯米饭

消寒糯米饭能在天寒地冻的时候给我们的身体增加热量，它是非常滋补的。特别是给小孩吃很好，又滋补，又健脾胃。有些小孩不爱吃饭，面黄肌瘦的，这个饭吃起来又香又甜，孩子经常吃，就能长得胖一点。

消寒糯米饭

原料：糯米2两（100克）、红枣10个、腊肉1两（50克），猪板油、陈皮少许。

做法：

① 糯米泡2小时后，沥干水分。

② 腊肉切片，红枣掰开去核备用。

消寒糯米饭
制作视频

③ 猪板油下锅，加少许陈皮，炼出猪油，捞出油渣和陈皮。

④ 锅里继续放腊肉煸出油，捞出腊肉。

⑤ 放入糯米用小火不停翻炒，炒的时间要长一点，炒到九成熟，放掰开的红枣一起炒，炒到红枣局部变黑，出焦香味后，加入煸过的腊肉一起拌匀。

⑥ 出锅沥干油。

允斌叮嘱

① 因腊肉也会出油，猪板油的量根据腊肉的肥瘦而定，但油一定要多才能将糯米炒熟。不喜欢猪油，也可以用牛油、黄油代

替。不放腊肉也可以。

② 这道饭营养丰富，热量很高，不宜多吃。特别是老年人，在大寒那天吃一小碗就够了。

③ 痰多的时候暂时不要吃。

读者评论

水中月：我个人效果特别明显的是消寒糯米饭，吃了两次感觉身体暖暖的。以前在东北，室内有暖气都感觉冷得不行，今年在成都基本没感觉那么冷，高兴得很。

允斌解惑

问：这个红枣糯米饭气管病患者可以吃吗？对她的咳嗽会不会好点？

允斌答：痰多的话，暂时不要吃。

问：我炒得不好吃，太硬。不知是不是猪油下得不够多。

允斌答：油不够，或是炒的时间短，饭就会硬。

黑白灰问：哺乳期能吃吗？

允斌答：可以的。

豆豆问：陈老师，怀孕2个多月，有点先兆流产，可以吃吗？

允斌答：可以去掉红枣。

欣欣然问：没有腊肉用什么来代替？

允斌答：放少许盐。

李白问：老师，我们湖南老家一年四季都是吃猪油，自己在家熬。现在住广东这边，他们本地人都不吃猪油，说吃了怕得病，我们是从小吃到大这样会不会有危险？

允斌答：不怕，动物油和植物油都是要吃的。

米花糖问：请问陈老师，没有猪油，用黄油可以吗？

允斌答：可以的。

23 腊八节，感恩天地和父母的节日

腊八节，我把它比作中国的"感恩节"，因为它寄托了我们的先人对自然万物的感恩之心。

老话说：过了腊八就是年。腊八节是在冬天的最后一个月。现在人们过这个节，喝碗腊八粥，好像只是应个景。其实，腊八的历史渊源相当久远，相当有内涵。

"小雪而物咸成，大寒而物毕藏，天地之功终矣。"此时此刻，天地完成了一年的工作，给了人们丰收的果实，人们为了感谢天地的赐予，于是举行仪式，祭拜祖先和神灵，感恩他们的庇佑，也祈祷来年的收成。

腊八节的"八"字很有讲究。现在我们是在腊月初八过这个节，但腊八并不只是腊月初八的简称，它还代表"蜡（读 zhà）八之祭"。古时在十二月要进行两种祭祀："腊祭"（祭祀祖先）和"蜡祭"（祭祀

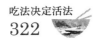
神灵）。而"八"就代表蜡祭所要供奉的八位神灵。

蜡祭的八神，分别是神农、后稷、农神、开田舍田埂之人、猫和老虎、堤防、水沟、虫神——这八位神，其实说来平常，就是上古农业的开拓者、动物和农田设施。猫和老虎之所以入选，是因为猫能吃田里的老鼠，老虎能吃田里的野猪。这些平凡的人、事、物，因为对农业有贡献，古人就给予它们尊贵的地位，进行供奉。

小时候，妈妈常在我们耳边唠叨：得人滴水之恩，当以涌泉相报。自古以来，中国人就特别讲究人要有感恩之心。哪怕是对动物也应一视同仁，不忘记报答。

24 腊八节的食方：佛粥

老天爷安排下这个奇妙的世界，样样事情都值得我们感恩。腊八节这天早上起来，熬一锅腊八粥，先盛一碗给父母，感恩他们对我们的养育；再盛一碗给家人，感恩他们的陪伴。然后大家坐在一起，喝着热乎乎的粥，幸福就是这么简单！

传统的腊八粥，分咸味儿和甜味儿两种。咸味儿的里面有菜有肉，甜味儿的放各种杂果。纯素的腊八粥，也称为佛粥，为供佛所用。

一、咸味儿的腊八粥

主料： 糯米、粳米、小米各1~2两（50~100克）。

配料：

豆类——红豆、绿豆、豌豆各1两（50克）；

杂粮——薏米、芡实、麦仁各1两（50克）；

干果——莲子、花生、白果（各18粒）；

菜肉——胡萝卜1根、香菇3朵、腊肉1两（50克）。

粥果： 核桃、松子、芝麻（少量）。

做法： 将主料和配料除胡萝卜、腊肉外，用清水泡一晚。胡萝卜、香菇、腊肉分别切丁，与泡好的原料一起熬成粥。核桃、松子切碎，芝麻炒香，撒在粥面上。

二、甜味儿的佛粥

主料： 糯米、粳米、小米1~2两（50~100克）。

配料：

豆类——红豆、绿豆、豌豆各1两（50克）；

杂粮——薏米、芡实、麦仁各1两（50克）；

干果——莲子、花生、白果（各18粒）；

果蔬——银耳1朵、桂圆肉18粒、红枣若干（大枣12个或小枣18个）。

粥果： 核桃、松子、葡萄干（适量）。

做法： 将主料和配料（银耳撕成小朵．红枣掰开去核）用清水泡一晚，一起熬成粥。葡萄干洗净，用温水泡10分钟捞出来，核桃、松子切碎，一起撒在粥面上。这个粥带有自然的甜味，放不放糖都可以。

　　腊八粥讲究的是五味——米之味、豆之味、谷之味、果之味、菜之味。上面的一锅粥中的原料，总共有 18 种，是为了好意头。你也可以每一种味分别挑选两个食材来煮，也很丰富。当然如果你喜欢，还可以再多配一些食材。如果你只在腊八那天吃一次，怎么配都可以。如果想多吃几天，上面的配方补得会比较平衡。

　　其实，腊八粥在整个农历十二月都适合吃。特别是素食的朋友，可以常吃，既保证营养均衡，还特别管饱，不怕吃胖。如果想多吃几天，不一定每次都配那么丰富，只要记得有两样是必备的：红小豆和糯米。

　　这两种原料是腊八粥的基础，也是一对绝配。有了红小豆，粥才会红红的，给节庆添喜气。有了糯米，粥才有黏稠的口感。

　　最主要的还是它们的搭配功效：糯米是补肾的，不过吃多了容易生湿气；而红小豆是祛湿的。它们俩搭配在一起，有补有泻，才能平衡。而且，煮出来的粥不仅好看、好吃，还耐饥呢。

读者评论

　　润果果：吃饭就按老师提示的做，简单、易学、适用！特别适合我这个不太会做复杂的饭，喜欢吃素的清淡饮食者。

　　毛宇萍：过年开始吃了一段时间的腊八粥，喝前皮肤暗黄，喝了以后脸真的白了，自己都觉得非常惊喜。

允斌解惑

梅香问：老师，我的腊八粥里面没加松子，其他都全了。吃的时候撒了一些枸杞，这样可以吗？

允斌答：可以的。

兰莉问：想问您一般熬几个小时？我用紫砂煲了 3 个半小时，是否太久了？

允斌答：久点更香。

丰榕（贾丽君）问：老师好！我是内蒙古包头市人，我们这里的腊八粥是用黄米和红豆为主料做的，很好吃。黄米的黏度也很高，黄米面蒸糕通常在过年吃。不知道与糯米的作用是否一样？

允斌答：黏黄米可以的。

25 过年时候的开胃食方：腊八蒜

腊八蒜其实什么时候都可以泡，不一定非要在腊八节那天。但腊月初八前后泡腊八蒜，有特别的意义。这个时候泡，到过年的时候蒜正好泡熟了，大年三十晚上可以就饺子吃，多么应景。

过年的时候，餐桌上常配一碟腊八蒜，既开胃又消食解腻。

腊八蒜

原料：大蒜、米醋、红糖。

做法：

① 大蒜瓣剥去皮，用软布擦干净，不能沾水，放进一个干净的广口瓶中，装到大约 2/3 的高度，倒入米醋，按自己的口味加少量红糖，盖好盖子。

② 泡上 20 天，等蒜瓣都变成碧绿的颜色，就可以随取随吃了。

③ 泡过蒜的醋，用来做拌菜的调味汁，或是蘸饺子吃，味道很不错。

允斌叮嘱

红糖的量不用多，加糖是为了促进发酵，使泡出来的蒜口感更醇厚，不是要明显的甜味。

泡腊八蒜以前讲究用紫皮蒜，泡出来脆硬，口味好。现在紫皮蒜比较少，用普通蒜也可以的。

凡是普通的食用醋（深色的，不是白醋）都可以泡蒜，陈醋泡出来的蒜有点发黑，而南方的米醋（香醋）泡出来的颜色会好看一些，碧绿碧绿的。

很多人不明白泡过的蒜为什么会变绿，甚至有的年轻朋友还以为泡坏了，变质了。其实，泡过的大蒜变绿是因为产生了蒜绿素，它能提高蒜的抗氧化功效，所以吃腊八蒜对我们排毒、抗衰老有好处。

腊八蒜还有一个好处是中和了蒜的热性。

很多人不敢吃辣椒，以为吃了会长痘痘。其实会让我们长痘痘的辛辣调料是大蒜。大蒜的热性是走皮肤的，所以皮肤有急性问题的时候最好避免吃蒜。

蒜吃多了还有三个问题：一是引起胃热，二是伤眼睛，三是容易烧心。内热重的人，不适合多吃生蒜，腊八蒜倒是可以吃一点。用糖醋泡过后的蒜，吃起来没有生蒜那么辣，热性也减少了不少。

读者评论

海燕：腊八节泡的腊八蒜，才几天，颜色就已经很漂亮了。

允斌解惑

问：泡蒜是放什么糖好呢？我放的是冰糖行不行？绿了就可以吃了是吗？

允斌答：冰糖也可以的。放红糖味道最好。绿了就可以了。

小地主问：陈老师，我 3 年前做的腊八蒜还可以吃吗？那时候看了您的文章，做了好几罐，家里只有我一个人吃。

允斌答：可以吃的。

二师兄好萌问：腊八蒜是酸的，春天还能吃吗？谢谢您回复。

允斌答：适合吃蒜的情况下就可以吃，因为腊八蒜不只是酸味。

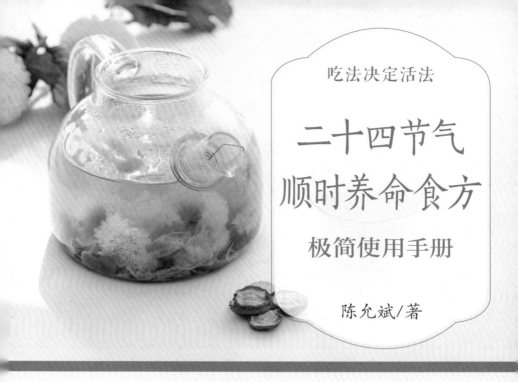

吃法决定活法

二十四节气
顺时养命食方

极简使用手册

陈允斌/著

春雨惊春清谷天，

夏满芒夏暑相连，

秋处露秋寒霜降，

冬雪雪冬小大寒。

SPM 南方出版传媒

广东科技出版社 | 全国优秀出版社

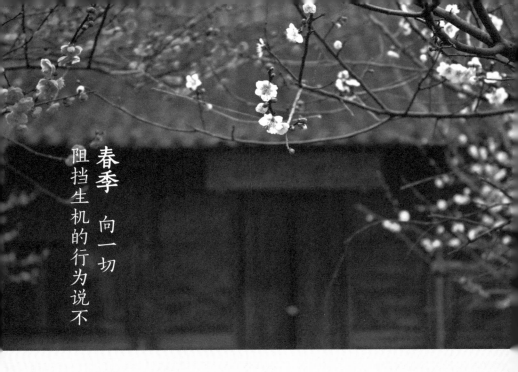

春季 向一切
阻挡生机的行为说不

春季防流感的食方
护生汤

　　一到春季，各种流行病多发，为了预防春季流行病，特别是流行性感冒，我们可以煮一锅好喝又有效的护生汤。

原料：鲜荠菜1把、萝卜缨1把、牛蒡半根、干香菇3个、植物油、盐、醋。

做法：

① 将香菇洗净泡发，切成小块。

② 在清水中放入少许醋，调成醋水。牛蒡带皮用面粉水洗净，切成滚刀块，泡在醋水中备用。

③ 将新鲜荠菜（带根）切成2厘米小段。

④ 锅里放入水，加少许植物油、盐，放入香菇、牛蒡煮开，再放萝卜缨煮20分钟。

⑤ 放入荠菜煮1分钟，关火起锅。

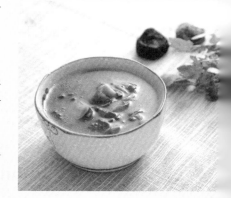

立春节气食方

春饼、春盘

　　立春时节，各种各样的病毒复苏，我们在冬天所受的风寒还残留在体内，吃的肥甘厚味又蓄积了内热。此时，不宜进补，宜吃春饼和春盘菜抗病毒。

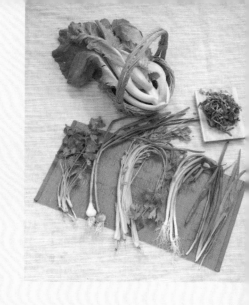

原料：芹菜、韭菜、香菜、荠菜、萝卜缨。

吃法：可以用以上原料卷饼，也可以直接凉拌（韭菜要焯过）。

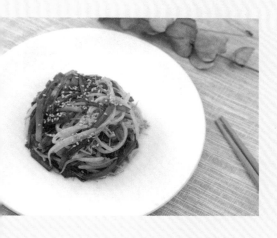

雨水节气食方

凉拌青韭芽

　　雨水节气，谨记"春捂秋冻"。我们可以多吃韭菜，它专门温暖我们的下半身，给人体肾系统增加阳气。

原料：嫩韭菜、绿豆芽、白芝麻。

调料：生姜、芝麻油、盐、糖、米醋。

做法：

① 白芝麻炒熟擀碎；生姜连皮切碎末，用少许盐、糖、米醋、芝麻油拌成调味汁。

② 韭菜、绿豆芽焯熟，倒入姜末和调味汁，拌匀即可。

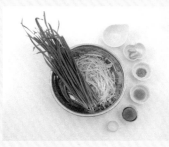

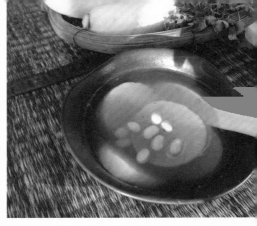

惊蛰节气食方
黄豆萝卜汤

惊蛰时节，病毒活跃。为了预防春季流行病，此时可以常喝黄豆萝卜汤，提高人体抵抗力。

原料：生黄豆50克、白萝卜250克、葱白连须1根（大葱）或3根（小葱）、盐和胡椒粉各适量。

吃法：
① 黄豆泡2小时，大火煮开，小火煮30分钟。
② 用面粉水将白萝卜（带皮）和葱白（留根须）泡洗干净。
③ 在锅里放入葱白和切成片的白萝卜，一起煮熟，加少量的盐、胡椒粉起锅。

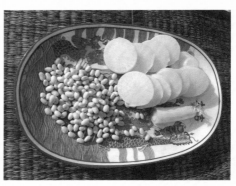

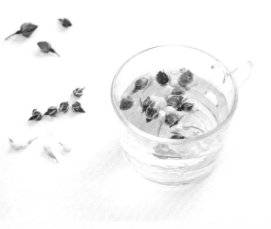

春分节气食方
三花舒肝解郁茶

春分节气，我们可以用疏肝理气的药食来舒发肝气。在诸多药食中，我推荐一款用三种香花搭配成花草茶给朋友们。

原料：月季花6朵、玫瑰花6朵、茉莉花12朵。
做法：将三种花用沸水冲泡即可。

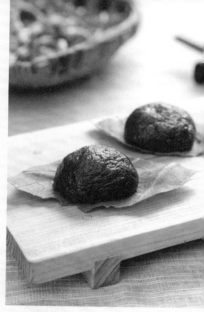

清明节气食方

艾粑、清明粥、清明止咳糖水

　　清明时节生长的野菜，大多具有消炎抗菌、清肠排毒的功效，可以很好地帮助人们预防春天的流行病。

艾粑

原料：田艾（清明菜）、糯米粉、红糖。

做法：

① 将新鲜田艾的嫩尖洗净，切碎，剁成茸。

② 水开后放入田艾，不要盖锅盖，大火煮30分钟，加入红糖化开，关火。

③ 将田艾和水与糯米粉混合，用筷子搅拌，用手揉成团。

④ 搓成长条，切段，揉成椭圆形，放笼屉里，用大火蒸20分钟。

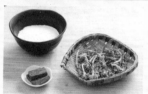

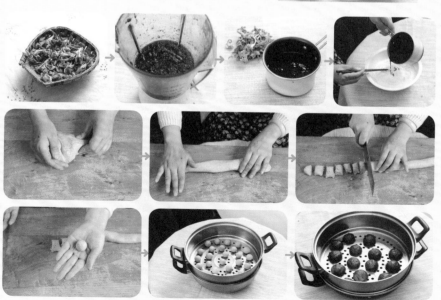

清明粥

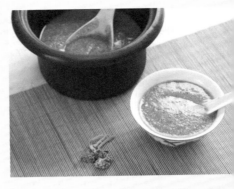

原料：田艾100克、糯米100克。

做法：

① 糯米用清水泡一夜。

② 把新鲜田艾的嫩尖洗净，切碎。

③ 将糯米和田艾一起加水煮成粥，可以加少许糖调味。

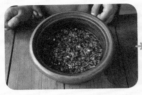 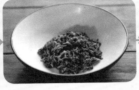 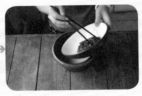

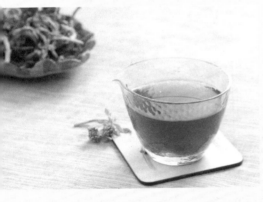

清明止咳糖水

原料：新鲜田艾250克（或干品50克）、冰糖。

做法：

① 将田艾加水煮15分钟，滤出汤汁。

② 再次加水，放入冰糖后煮15分钟，滤出汤汁。

③ 把两次的汤汁混在一起，一天之内分两次喝下。

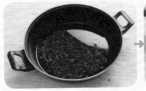 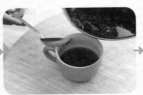 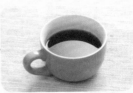

谷雨节气食方

清肝养脾茶

谷雨时上市的新茶滋味清润，带有回甘。这是因为新茶中茶氨酸的含量更高。茶氨酸既能使人放松，缓解身心疲劳，又能提高注意力。

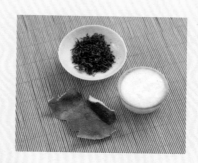

原料：绿茶、陈皮半个（或15克）、蜂蜜（油菜蜜最佳）。

做法：陈皮切丝，与适量绿茶一起冲泡，晾温后加少量蜂蜜饮用。

允斌叮嘱：经期不宜饮茶。

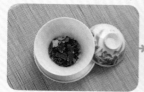 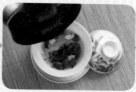 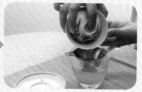

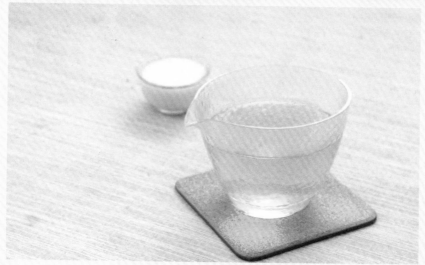

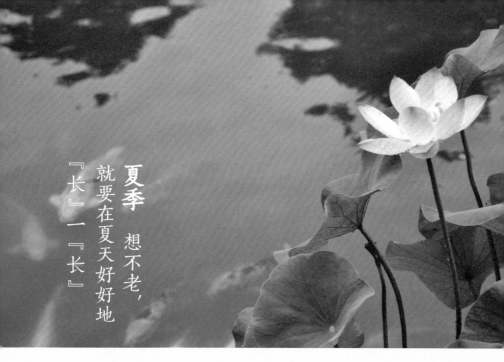

夏季 想不老，就要在夏天好好地『长』一『长』

神仙姜枣茶

　　夏天是吃姜最好的季节。此时，气温升高，人体皮肤表面热，脾胃比较虚寒。提前用姜枣茶补补脾胃，把病邪驱赶出去，夏天会过得舒服一些。

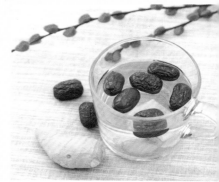

原料：带皮生姜1块、红枣6个。

原料准备：把生姜放面粉水中泡洗10分钟，冲洗干净。不要去皮，切三大片。红枣洗净，掰开。

做法一：煮姜枣茶

红枣和姜片一起加冷水下锅，煮开后转中火再煮10分钟以上，放入保温杯继续焖泡。可以反复冲泡。

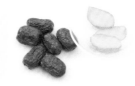

做法二：泡姜枣茶

把姜切薄片，加红枣，用沸水冲泡，放入杯子中多焖一会儿。可以反复冲泡。

做法三：煮姜枣粥

带皮生姜用刀拍扁，大枣掰开，每天早上熬粥的时候。把准备好的生姜和大枣放进去跟粥一起熬即可。

立夏节气食方
核桃壳煮鸡蛋

　　立夏节气，我们重点要固摄肾气，可以常吃糯米、豆子和鸡蛋。吃核桃壳煮鸡蛋，固肾的效果更好。

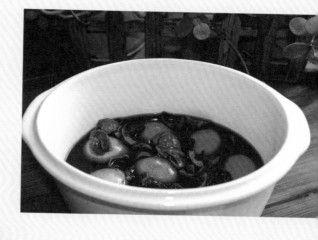

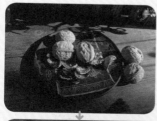

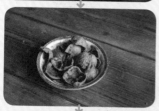

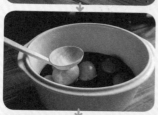

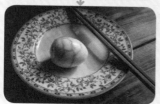

原料：核桃壳6个（带分心木一起入锅）、鸡蛋6个、酱油适量、盐少许。

做法：

① 核桃壳洗净，加清水泡30分钟。

② 大火煮开，转小火煮1小时，晾凉。

③ 将鸡蛋（带壳）放入核桃水中，加入适量酱油、盐，大火煮开，转小火煮6~7分钟。

④ 不要关火，等蛋白凝固，将鸡蛋壳敲出裂纹。

⑤ 继续煮10分钟，关火起锅。

允斌叮嘱：

① 酱油和盐根据自己的口味放。

② 女性注意避开经期。

青梅酒、酒梅干、冰梅酱

为了给身体的生长加把力，小满时我们要先给身体减轻负担。此时，吃些梅子能够帮我们完成这个工作。

青梅酒

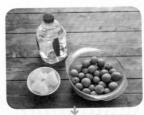

原料：青梅1 000克、白酒1 500毫升、红糖（老冰糖或蜂蜜）250~500克。

做法：

① 青梅用盐水泡一会儿，冲洗干净，沥干水分，放进广口玻璃瓶。

② 在瓶里放一半红糖，倒入白酒，放五六分满，盖好盖子，放在阴凉避光处。

③ 等红糖完全溶解，再把另一半红糖放进去。

④ 3个月以后就可以喝了。

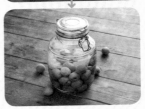

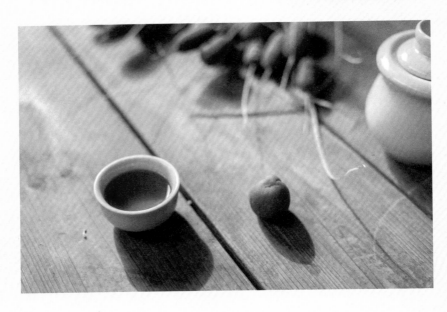

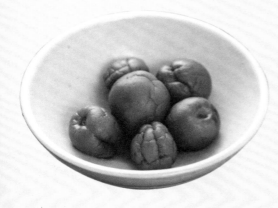

酒梅干

青梅酒里的梅子，捞出来以后能直接吃，还可以把它晒成酒梅干，保存起来当零食吃。

冰梅酱

原料：新鲜梅子500克、冰糖250克、盐少许。

做法：

① 梅子洗净，把梅子放在盐水里泡24小时，去除涩味。

② 把梅子冷水下锅，中火煮开，把水倒掉。

③ 把梅子压碎，加少量水，放入冰糖，再放1克盐，用小火熬制，注意不要粘锅。等果肉与冰糖融合，开始冒大泡泡时关火。

④ 梅子核挑出来，单独存放备用。把果酱装在玻璃瓶里，晾凉。

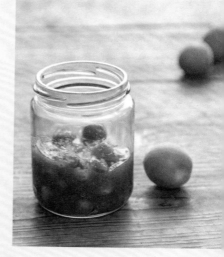

允斌叮嘱：

① 带梅子核的酱，可以加水煮开，当酸梅汤喝。

② 玻璃瓶用开水煮一下消毒，每次吃的时候用无水无油的勺子。

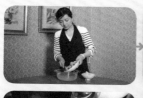 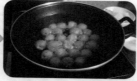

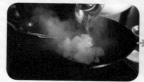 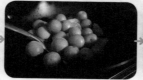 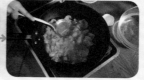

樱桃鸡蛋汤、樱桃糖水、樱桃酒

　　樱桃不仅养心、养血，还能养颜。人吃了以后会感觉很有精神，手脚都有力量。

樱桃鸡蛋汤

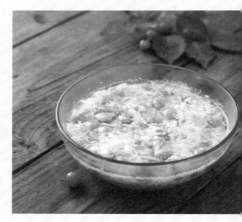

原料：樱桃、鸡蛋、醪糟（酒酿）。

做法：

① 樱桃用盐水泡10分钟，洗净，去掉果柄。

② 清水烧开，放入几勺醪糟，再放入樱桃，保持大火煮几分钟，不要盖锅盖。

③ 把鸡蛋打散，倒进锅里，用筷子迅速搅散成蛋花，关火起锅。

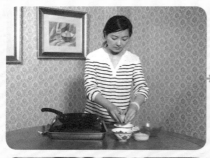
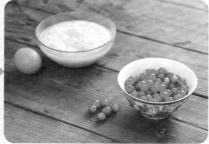
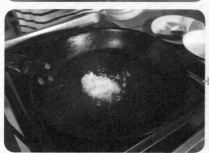
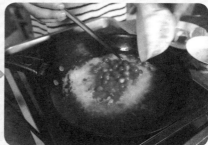

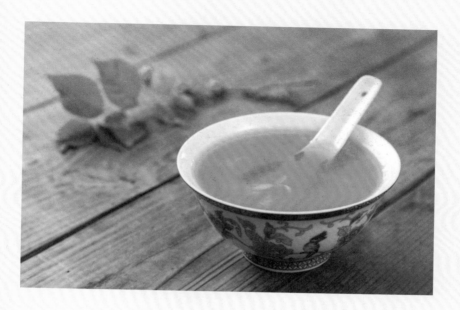

樱桃糖水

原料：小樱桃、白砂糖。

做法：

① 樱桃用盐水洗净，用勺子背压破，放入白砂糖腌一会儿。

② 水烧开，放入樱桃，几分钟后关火。

③ 滤掉樱桃核后即可饮用。

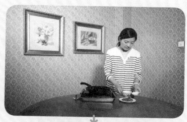

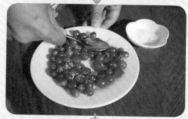

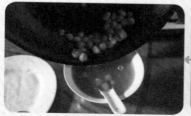

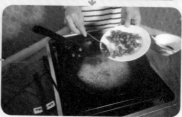

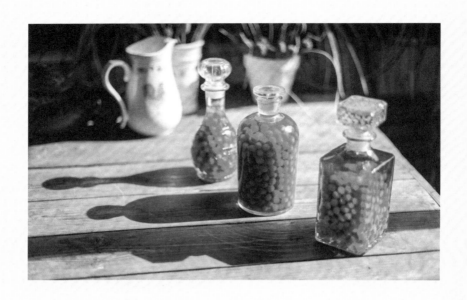

櫻桃酒

原料：毛樱桃500~1 000克、低度白酒或黄酒2 500毫升。

做法：

① 櫻桃用盐水洗净，沥干，放入干净无油的玻璃瓶里，再把酒倒进去。

② 盖上盖子，10天后就可以喝了。

③ 每天25~50毫升，分两次喝完。

夏至节气食方

桑葚膏

桑葚可以说是水果中的"乌鸡白凤丸"，可滋阴，养血。更年期女性可以常年吃，男性吃，能补肾，清虚热。

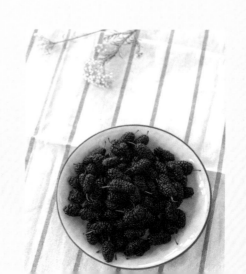

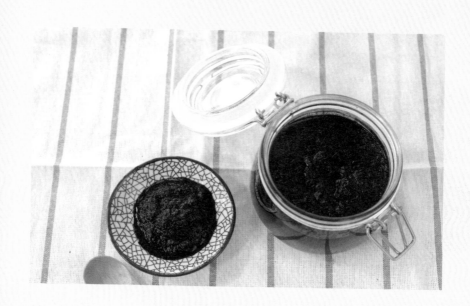

原料：新鲜黑桑葚、红糖。

做法：

① 桑葚打汁，用小火熬到浓稠。

② 放入红糖，用筷子搅拌，避免糊锅，红糖完全溶化后起锅。

③ 将桑葚膏装在干净无油的玻璃瓶里，放冰箱冷藏。

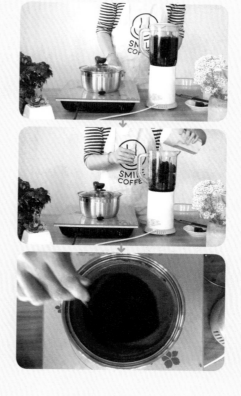

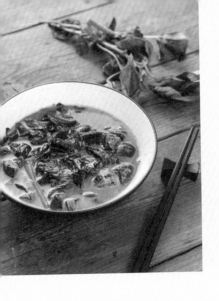

小暑节气食方
松花蛋红苋汤

　　夏天的阳气已经帮我们打通了毛孔，我们就重点打通肠道，使血毒能够排出去。

原料：红苋菜（嫩的、带根）1把、松花蛋2只、大蒜2~3瓣、油（猪油最好）、盐少许。

做法：

① 苋菜带根洗净，较长的可以切成两半，蒜切成两半。

② 锅里放油，把蒜爆香。

③ 把松花蛋炒一下，再放入苋菜快炒两下，加少许盐。

④ 放入高汤或开水，水开后煮2~3分钟关火。

允斌叮嘱：怀孕4个月以内的孕妇不要吃。

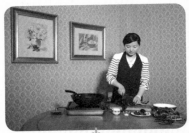

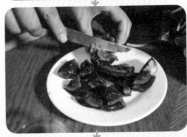

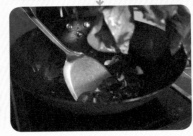

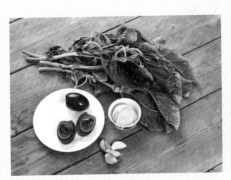

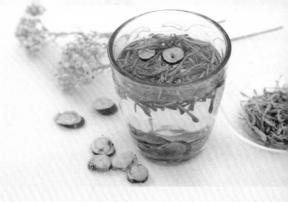

银花甘草茶

　　金银花是抗病毒的。夏天小孩容易感染病毒，喝点金银花有预防的作用。

原料：金银花（干品30克，或鲜品1大把）、生甘草3克。

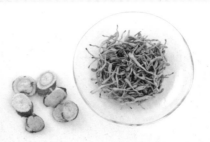

做法一（如果用干品）：

① 金银花与甘草一起放进茶壶，冲入沸水，1分钟后倒掉。

② 再次冲入沸水，焖制10分钟，当茶来喝。

做法二（如果用鲜品）：

① 甘草用开水烫洗一下，放进茶壶，冲入小半壶沸水，焖制10分钟。

② 把洗净的金银花放入茶壶，冲入70℃的开水，不要盖壶盖，5分钟后就可以喝了。

允斌叮嘱：风寒感冒的人暂时不要喝。

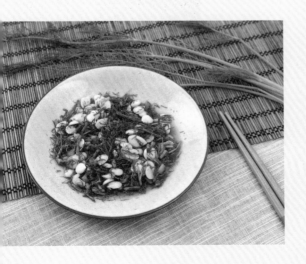

甜杏仁拌茴香

原料：甜杏仁、茴香菜。

做法：甜杏仁用水煮10分钟。茴香菜切碎，加入甜杏仁，以2：1的比例放入酱油和醋，拌匀即可。

允斌叮嘱：不要放糖，否则会影响功效。不要用苦杏仁。

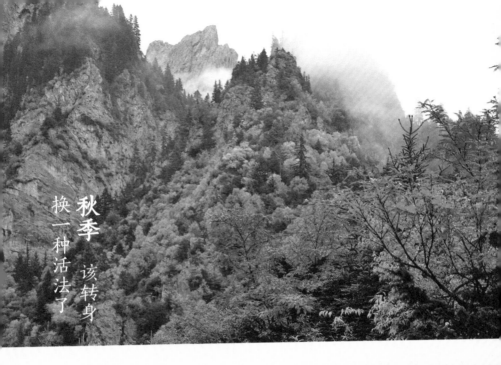

秋季
该转身
换一种活法了

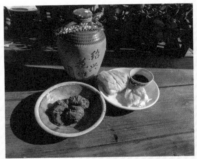

秋季滋阴健肾汤

送子蟹汤

　　吃蟹不单是指吃大闸蟹，普通的螃蟹也很滋补。中秋时，把螃蟹和冬瓜配在一起煲一道秋季养生汤，可以滋阴清热解毒，还能预防皮肤长痘疮。

主料：小螃蟹250克、冬瓜250克、生地30～60克。
配料：生姜、黄酒、肥肉1小块。

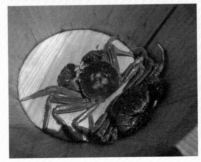

做法：

① 螃蟹的处理：换几次水，让螃蟹吐净脏污，用醋水泡30分钟。

② 用加醋的热水把螃蟹洗净，去掉腮和内脏。

③ 生地用清水泡1小时，下锅和肥肉一起熬30分钟。

④ 放入螃蟹、冬瓜、生姜、黄酒煮30分钟。

允斌叮嘱：感冒、咳嗽痰多、便溏腹泻勿食。

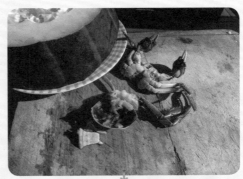
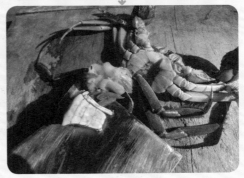
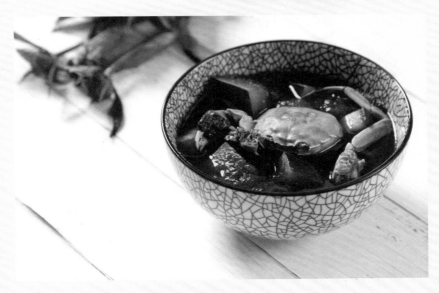

立秋节气食方

补气黄芪粥

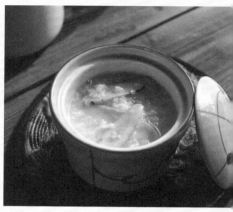

　　立秋时必须得补一补，冬天才好过，不容易怕冷，也不容易生病。体虚瘦弱的人，可以吃十全大补酒糟鸡。其他的人呢，也最好吃些补气的食物来帮帮辛苦一夏的身体。

　　立秋之日还在三伏天之中，以前推荐大家在三伏天补气用的黄芪粥，这时一定要喝。

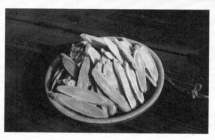

原料：2人份1天用量，黄芪（柳叶片）60克、大米100克。

做法：黄芪用清水浸泡一晚，加100克大米一起煮成稀粥。

允斌叮嘱：感冒、咳嗽痰多不可喝黄芪粥。黄芪药渣不用吃。

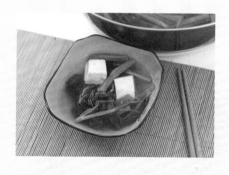
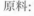

处暑节气食方

出伏送暑补肾汤

　　出伏送暑补肾汤是纯素的，补养效果却很好，可以清热利湿，补益肾气，调理下焦湿热、小便异常、白带异常，还能补肾健脾。

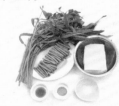

原料：

① 豆腐1块、豇豆角1把、空心菜1把。

② 胡椒粉、植物油、盐。

做法：

① 豆腐切成小方块，豇豆角切成约2寸长的段，空心菜取嫩茎叶。

② 锅内放清水，水开后放少许盐、植物油，放入豆腐和豇豆角煮熟。

③ 加入空心菜，不要盖锅盖，待再次沸腾后，撒胡椒粉起锅。

红酒炖梨

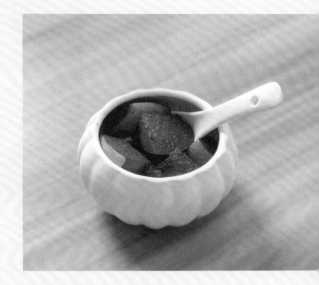

秋天的应季水果——梨是专门润肺的。但梨偏寒性，怎么吃梨才能让老年人以及体弱、体寒的人达到润肺而又不寒凉的效果呢？可以吃红酒炖梨。

原料：梨、红酒、丁香粉（没有可不放）。

做法：

① 梨用面粉水泡15分钟后洗净，连皮带核切成小块。

② 锅内放入梨块，洒点丁香粉，倒入少量红酒，淹没梨块一半的位置。

③ 不要盖锅盖，用小火炖煮。煮到梨块变红，锅内还剩一点点汁的时候，关火起锅。

允斌叮嘱：

① 有三种情况不宜吃：痰多不要吃；风寒感冒不要吃；腹泻不要吃。

② 不要用生铁锅。

③ 用普通红酒即可。

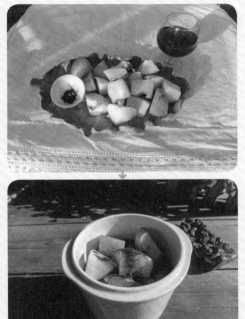

秋分节气食方
银耳羹

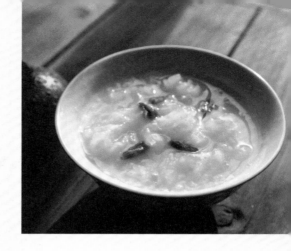

　　秋天人身上的三燥——肺燥、肠燥、皮肤燥，都要靠滋阴来解决。要想安全平和地滋养五脏之阴，银耳是不二之选。

吃法：

① 首先把银耳洗净，撕成小朵，越碎越好。

② 把银耳放到暖水瓶或保温瓶里，冲入一满壶沸水。焖一晚上。

③ 早起把它倒到锅里，再煮十几分钟即可。

允斌叮嘱：

① 吃银耳时，不要同时服用黄芪、人参。

② 风寒感冒、咳嗽痰多时不要用银耳。

③ 老爱腹泻的人暂时不要用银耳。

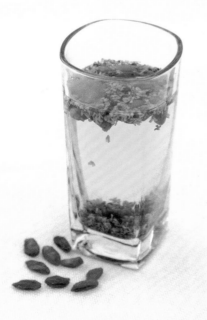

寒露节气食方
桂子暖香茶

　　有的人吃东西后肚子胀，有的人一紧张就胃痛，有的人口气很重。这时，在点心里放点桂花，能帮助消化甜腻之食，又能消除口气，使你吐气芬芳。

原料： 干桂花3克（新鲜的可以5克左右）、枸杞适量。

用法： 沸水冲泡代茶饮。

允斌叮嘱：

① 刚摘的桂花要放1～2小时，等腻虫爬出后，用淡盐水泡洗。

② 腹泻者勿饮。

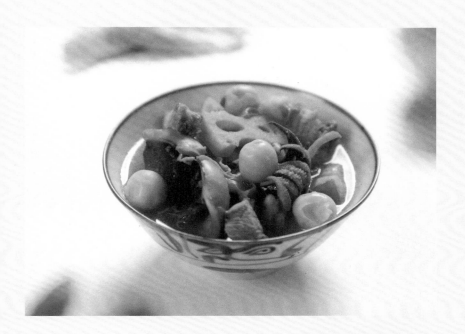

霜降时节的食方

双莲墨鱼汤

　　熬夜极伤肝血，肝血不足，夜里更难入睡。一旦熬夜伤了肝血，第二天要赶紧从饮食上弥补，墨鱼汤就是养肝血的宝贝。

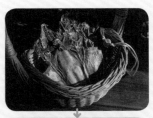

原料：墨鱼干1～2只、肥猪肉1小块、莲藕250克、莲子20粒、枸杞20粒、陈皮半个（或10～20克）、生姜（带皮）3片。

做法：

① 用冷水泡发墨鱼干和莲子。墨鱼干不要拆骨。莲藕切块。

② 把全部原料冷水下锅，大火烧开后转小火炖40～60分钟。

③ 加少许盐，关火。起锅后将墨鱼骨取出。

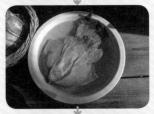

允斌叮嘱：皮肤过敏、湿疹及痛风者不要多吃墨鱼。墨鱼要见荤油才不会苦。

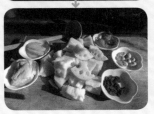

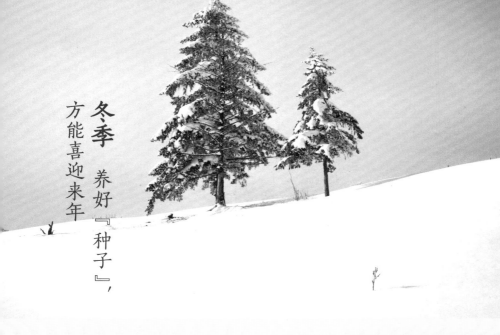

冬季　养好『种子』，方能喜迎来年

补肾茶方
红香茶

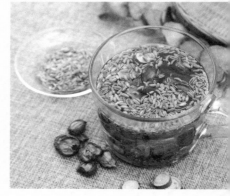

　　小茴香长得有些像孜然，也叫小茴香籽。它在古时被称作"怀香"，古人随身佩戴它，使衣服散发香气，还放在嘴里咀嚼，消除口气，是作为珍贵的香料使用的。现代人有福，小茴香随处可以买到，所以，千万不要错过这大好的补肾佳品。

原料：小茴香9克、干山楂（中药名：生山楂）30克、甘草6克。

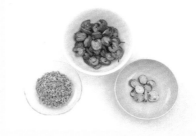

做法：

① 把小茴香放入无油的炒锅，用小火炒1～2分钟，变黄出香味后马上关火。

② 把小茴香和干山楂、甘草用沸水冲泡，焖制20分钟后，当茶饮用。

凉拌茴香菜

茴香菜，北方人多用来做馅，其实平时当蔬菜直接食用也很不错。它可以说是我们日常食用的绿色蔬菜中温补肾阳作用最强的，甚至胜过人们普遍认为壮阳的韭菜。

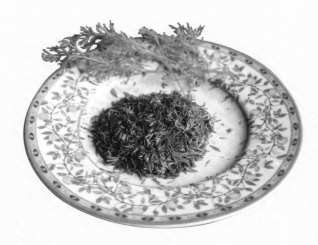

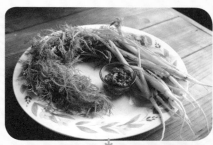

原料：新鲜茴香菜、豆瓣酱、植物油。

做法：

① 新鲜茴香菜取嫩茎叶切碎，装盘。

② 舀一小勺豆瓣酱放在茴香菜上。

③ 锅内放少许油加热，把热油倒在豆瓣酱上，迅速搅拌均匀即可。

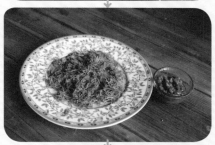

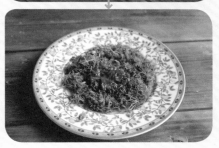

白果墨鱼汤

白果墨鱼汤是比较平和的大补汤，老少皆宜。阴虚的朋友，如果你喝了觉得身体舒服，可以在整个冬天时常做一些来喝。

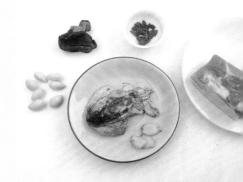

原料： 白果7粒、墨鱼干1只、肥猪肉50克、枸杞20粒、陈皮1个、生姜3片。

做法： 用冷水泡发墨鱼干和白果，放入锅内，加入其他配料，注入冷水，炖1小时后就可以喝了。

允斌叮嘱： 感冒、咳嗽痰多、急性病期间，不适宜喝；女性在经期最好少喝。

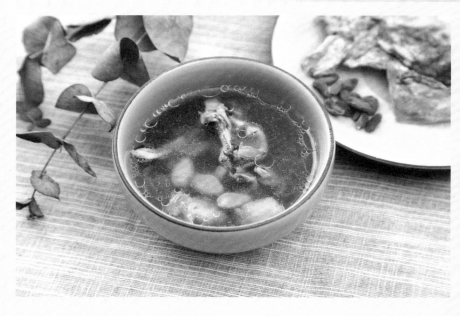

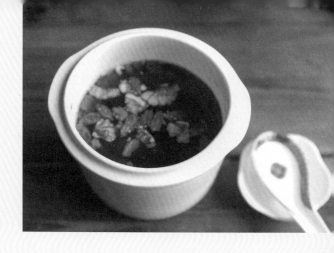

小雪节气食方
补肾养藏汤

要闭藏就要先养肾，要全面补肾，才可以防止精气外泄，同时也给身体保暖。我们可以喝一道补肾养藏汤。

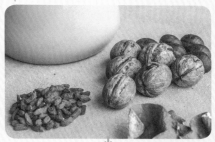

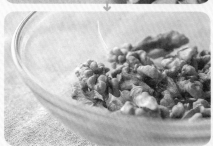

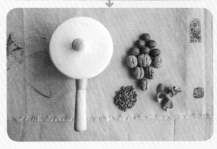

原料：生栗子6个（不要炒栗子）、生核桃6个、枸杞1把，陈皮1/4～1/2个。

做法：

① 栗子剥去外壳，带内皮切成两半。

② 核桃剥去外壳，掰开。

③ 将栗子、核桃、枸杞和陈皮一起冷水下锅，煮开后20～40分钟起锅。

④ 用筷子把栗子内皮捞出扔掉。

⑤ 可以加少量糖调味，喝汤，将栗子、核桃和枸杞吃掉。

允斌叮嘱：

① 女性生理期减去枸杞。

② 孕妇喝的话，去掉核桃内皮再煲。

大补养藏汤

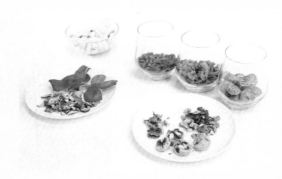

　　进入大雪节气，可以痛痛快快地开始大补身体，主要以补肾精为主，但要注意进补是补漏洞，补薄弱环节。另外，要避免精气外泄。

原料： 生栗子6个、生核桃6个、莲子6个、枸杞1把、葡萄干1把、陈皮1/4～1/2个（根据大小）。

做法：

① 莲子用水泡1～2小时。

② 栗子剥去外壳，带内皮切成两半。

③ 核桃剥去外壳，掰开。

④ 将所有原料冷水下锅，煮开后20～40分钟起锅。

⑤ 用筷子把栗子内皮捞出扔掉。

⑥ 可以加少量糖调味，喝汤，将栗子、核桃和枸杞吃掉。

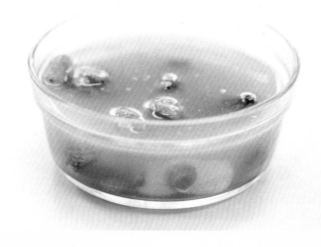

冬至节气食方

补心养阳汤

冬至是冬天到极点之时，这会天地一片萧瑟。看似没有生机，其实阳气马上要开始萌芽，所以这是天地阴阳转换的关键节点。此时进补，有平时的三倍之功。

（注：素食者可以去掉羊肉，用榴梿壳内的白色部分和榴梿核来煲。）

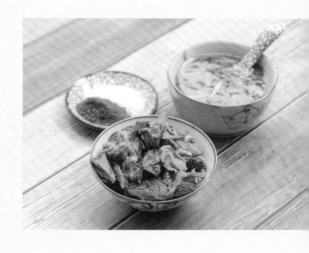

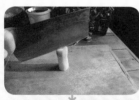

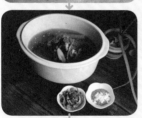

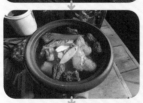

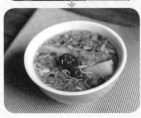

原料：羊肉500～1 000克、黄芪100克、当归（全归）20克、甘蔗2～4节、带皮生姜2块、大枣8个。

调料（后放）：黄酒50克、香菜50克、胡椒粉、盐、辣椒粉（可不用）少许。

做法：

① 黄芪、当归用清水浸泡30分钟。

② 甘蔗去皮，纵向剖开，生姜拍扁。

③ 将羊肉开水下锅，煮出血沫，捞出洗净。

④ 将全部原料下锅，大火煮开，放黄酒转中火炖1小时。

⑤ 放入胡椒粉，关火起锅。

⑥ 在汤碗里放入香菜末和少许盐，将羊肉汤盛入汤碗。

⑦ 将羊肉捞出，切成块，蘸着盐和辣椒粉做成的调料食用。

允斌叮嘱：

① 盐不可下锅。

② 湿气重的人可以放十几粒花椒一起炖。

③ 患感冒时，汤里不能放黄芪。

④ 没有甘蔗可以放牛蒡。

⑤ 黄芪和当归要保持5∶1的比例。

⑥ 虚不受补的人，可以提前一两天喝开路汤，散散表邪。

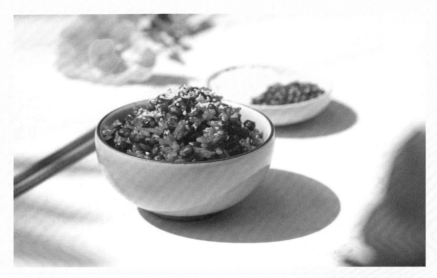

小寒节气食方
红豆糯米饭

　　凡是进补，都要给病气留下一个排出的通道。我们进补的时候，不论怎样大补，总要配一点"泄"的东西，才不会变成"呆补"。

原料： 红小豆100克、糯米100克、油（最好用猪油或黄油）、盐、芝麻各少许。

做法：

① 红小豆放锅内，注入适量清水，煮开后10分钟关火。

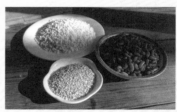

② 炒锅内多放油，烧热后放少许盐，放糯米用小火不停翻炒。

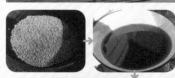

③ 炒到糯米微微发黄，把红豆连汤一起倒入，小火焖熟后起锅。

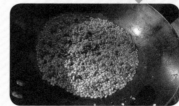

④ 芝麻放炒锅内，不要加油，开小火炒香，撒在焖好的糯米红豆饭上。

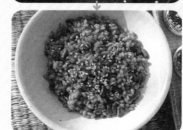

大寒节气食方

消寒糯米饭

　　消寒糯米饭能给我们的身体增加热量，既滋补，又健脾胃。这个饭吃起来又香又甜，孩子经常吃，就能长得胖一点。

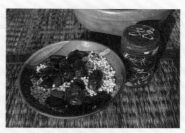

原料：糯米100克、红枣10个、腊肉50克、猪板油、陈皮少许。

做法：

① 糯米泡2小时后，沥干水分。

② 腊肉切片，红枣掰开去核备用。

③ 猪板油下锅加少许陈皮，炼出猪油，捞出油渣和陈皮。

④ 锅里继续放腊肉煸出油，捞出腊肉。

⑤ 放入糯米，用小火不停翻炒，炒到九成熟，放入掰开的红枣，等红枣局部变黑，出焦香味后，加入腊肉一起拌匀。

⑥ 出锅沥干油。

允斌叮嘱：痰多的时候暂时不要吃。

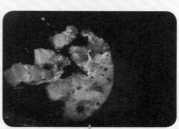

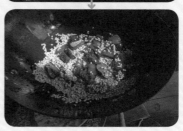

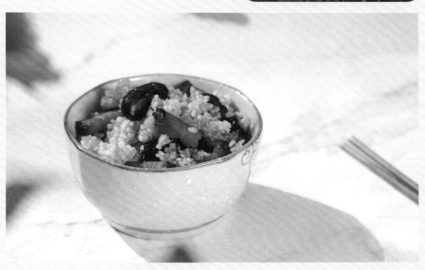

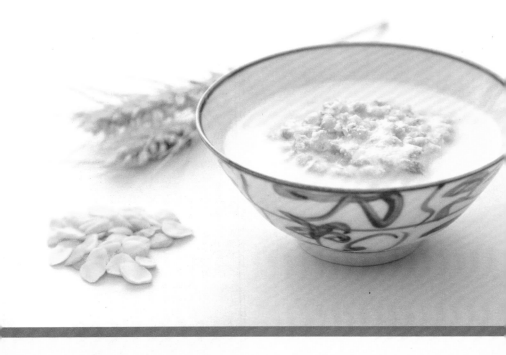

清肺洗尘汤　　防感护生汤　　青梅酒　　　冰梅酱　　　樱桃鸡蛋汤

桑葚膏　　　松花蛋红苋汤　　红酒炖梨　　送子蟹汤　　双莲墨鱼汤

白果墨鱼汤　　补心养阳汤　　糯米红豆饭　　消寒糯米饭　　允斌顺时生活

▶ 拿出手机扫一扫上方的二维码，即可观看陈允斌老师示范的家传食方制作视频。